QUE SAIS-JE ?

La relaxation

PHILIPPE BRENOT

Directeur d'enseignement en Sexologie
à l'Université Victor-Segalen, Bordeaux 2

DU MÊME AUTEUR

AUX PRESSES UNIVERSITAIRES DE FRANCE

La sexologie, « Que sais-je ? » n° 2864, 1994.
L'éducation sexuelle, « Que sais-je ? » n° 3079, 1996.

AUX ÉDITIONS L'ESPRIT DU TEMPS
(diffusion PUF)

Les mots du sommeil, 1990.
Les mots de la douleur, 1991.
Les mots du corps, 1992.
Les mots du sexe, 1993.

AUX ÉDITIONS L'HARMATTAN
(sous la dir. de)

Les origines, 1988.
Langage, 1989.
Sociétés, 1990.
La mémoire (2 vol.), 1989.

AUX ÉDITIONS DICTYS
(cassettes audio)

Naissance du langage et dimension humaine, 1993.

AUX ÉDITIONS PLON

Le génie et la folie, en peinture, musique et littérature, 1997.

AUX ÉDITIONS ZULMA

Éloge de la masturbation, 1997.

AUX ÉDITIONS ODILE JACOB
(avec Suzanne Kepès)

Relaxation et sexualité, 1998.

ISBN 2 13 049699 7

Dépôt légal — 1re édition : 1998, novembre

INTRODUCTION

Le mot *relaxation* fait aujourd'hui recette car, en société urbaine, chacun a l'impression d'être « tendu », de vivre des contraintes et de les ressentir dans le corps qui devient ainsi le réceptacle de tous les maux. Mais ce terme, *relaxation*, recouvre des réalités très différentes et surtout une dimension psychologique inéluctable qui est rarement prise en compte, qui constitue tout l'intérêt de la relaxation thérapeutique, mais qui en provoque aussi toutes les difficultés lorsqu'elle est pratiquée sans références. Le corps humain n'est pas seulement un assemblage d'organes, il est plus fondamentalement une construction psychique qui produit des symptômes, des signes et de l'émotion, lorsqu'on touche à sa structure. Car la relaxation – même pratiquée par un kinésithérapeute – n'est pas un simple exercice physique, elle est une mobilisation de l'esprit, une ouverture sur l'appareil psychique qui peut permettre sa compréhension et participer d'autant mieux à son équilibre qu'elle engage aussi le corps.

Ce livre est issu de ma pratique quotidienne, de mon expérience de thérapeute, d'enseignant dans des groupes de relaxation, et de mon approche anthropologique des états de conscience. A divers titres, la relaxation m'apparaît ainsi comme l'une des voies les plus intéressantes de l'activation psychothérapique et comme un carrefour thérapeutique riche de sa diversité, s'étendant des relaxations hypnotiques aux relaxations psychanalytiques, des cures individuelles aux expériences de groupe, de la désensibilisation comportementale au rêve éveillé ou aux fantasmothérapies. L'étendue de ses indications est également grande, du nervosisme et de la pathologie du stress, aux troubles fonctionnels, aux névroses, à la désensibilisation des phobies et à la psychosomatique.

La relaxation n'est pas une voie thérapeutique mineure, comme elle est souvent présentée, elle n'est pas non plus une sorte de médecine douce ou d'alternative aux médicaments, elle est un formidable outil de dépassement et d'épanouissement de soi-même lorsqu'elle est réalisée dans un cadre et une dimension psychothérapique vraie.

Ce livre est autant destiné aux thérapeutes qu'aux patients, pour alimenter la réflexion sur la pratique, pour comprendre la nature profonde des états de relaxation et s'orienter dans une recherche personnelle.

Chapitre I

LES RELAXATIONS

C'est une question récente que de s'intéresser au corps, de lui porter une attention particulière, de le ressentir et de chercher son équilibre. Jean Starobinski (*Rev. fr. Psychan.,* 1981) nous rappelle cette histoire de la prise de conscience du corps, récente dans l'humanité occidentale, qui ne fait découvrir l'anatomie qu'à la Renaissance et s'intéresser au corps propre seulement au XXe siècle. Michel Erlich (*RFRP,* 1994, p. 12) précise que cet intérêt pour le vécu corporel et les sensations internes, que l'on nomme *cenesthésies*, semble apparaître à la fin du XVIIIe siècle où plusieurs études approfondies leur seront consacrées. C'est aussi à cette époque que les premières expériences d'hypnose dite « thérapeutique » – on parlait alors de *magnétisme* – furent tentées. Elles ouvrirent la voie aux nombreuses écoles de relaxation qui se réclament aujourd'hui de cette filiation occidentale ou des techniques traditionnelles issues de différentes cultures. Leur multiplicité peut justifier le titre de ce chapitre qui veut ainsi rendre compte de la diversité apparente des « techniques ». Mais le caractère profondément unitaire des états de relaxation m'a fait préférer conserver le titre initial du livre de Robert Durand de Bousingen : *La relaxation.*

I. — La ou les relaxation(s)

La question reste posée de l'unicité ou de la diversité des relaxations, car les travaux expérimentaux sont peu nombreux, pour la plupart déjà anciens, et parfois « manipulés » par les « écoles » qui revendiquent un état de conscience spécifique : l'état autogène de Schultz, la conscience sophronique de Caycedo ou les siddhis de la méditation transcendantale ne semblent pas si éloignées les uns des autres lorsqu'on y regarde sans préjugé. Le vécu subjectif en est, quant à lui, très différent, car il est culturel, car il est appris, car il relève d'une idéologie qui conditionne nos représentations. Nous allons ainsi tenter de définir ce que nous retiendrons pour *relaxation*, d'en comprendre la diversité technique, les filiations historiques, puis le caractère unitaire au plan de la physiologie et de la psychologie.

1. **Définitions.** — Le terme *relaxation* est aujourd'hui très largement utilisé par la langue populaire et les médias autour de l'idée de détente, et il n'est pas rare que chacun de nous puisse ainsi dire : « Je vais me relaxer. » *Relaxation* est alors synonyme de « repos, relâchement, détente, liberté de mouvement, champ libre, évasion, prendre l'air, faire une pause, oisiveté, inaction, cesser le travail, faire relâche, souffler, respirer, reprendre son souffle, se défatiguer, se délasser, détendre ses muscles, reprendre des forces, passivité, immobilité, sieste, calme, tranquillité, répit, ne rien faire, ne plus penser, chasser les idées, repos de l'esprit... ». La notion populaire de relaxation apparaît ainsi comme une sorte d'antidote au stress, à la fatigue, à l'anxiété et à la dépression, aux conséquences du rythme et des contraintes de la vie urbaine. Cette notion populaire recouvre l'attente, naturellement justifiée, de très nombreux hommes et femmes qui vivent difficilement, ou même douloureu-

sement, leur vie quotidienne et ne savent le dire autrement. Même si cela évoque des tableaux cliniques particuliers pour le médecin ou le thérapeute, c'est aussi dans ces termes populaires qu'il nous faut être attentifs au mal-être et à la douleur morale.

Cela permet de comprendre l'importance de la demande de relaxation, et l'existence d'un « marché » de la détente qui fleurit dans tous les instituts ou organismes qui s'occupent du corps. Devant cette récente explosion de la demande clinique et des pratiques de relaxation – certaines « écoles » proposent des formations en quelques jours ! – il m'a semblé nécessaire de préciser ce que l'on pouvait entendre par *relaxation*, le cadre dans lequel se pratiquent les relaxations, l'identité et la formation du thérapeute et ses niveaux d'intervention.

Le mot *relaxation* est ancien dans la langue française (XIIe siècle) avec le sens initial de « pardonner ». Il conservera cette valeur morale dans l'expression juridique *relaxer,* synonyme de « remettre en liberté ». Sur un plan largement métaphorique, on peut ainsi considérer que les états de relaxation permettent, d'une certaine façon, de remettre en liberté les énergies contenues dans le Moi-corporel et liées aux résistances (Brenot, 1997-1). La racine première du mot, empruntée au latin *relaxatio* qui signifie « le repos, la détente », se mêlera au XIXe siècle à l'ancien français *relanssacion*, terme de médecine signifiant « l'action de relâcher, de desserrer un pansement » pour prendre, quelques siècles plus tard, son sens actuel de « décontraction musculaire ». Le mot évolue alors de façon autonome en français et en anglais en s'enrichissant des particularismes culturels de chaque langue. Issu du français médiéval *relaxer*, le verbe anglais *to relax* prend très rapidement (XVIe siècle) le sens de « relaxation de l'esprit ».

Il revient alors au XXe siècle dans la langue française pour former le pronominal *se relaxer* qui désigne aujourd'hui les procédés actifs de la détente psychocorporelle et, par extension populaire, les états de détente (Brenot, *op. cit.*)

Cette rapide histoire du mot met en évidence les deux composantes apparentes de la relaxation : la décontraction musculaire et la détente de l'esprit. Ce sont naturellement les deux types de plaintes qui motivent la demande de relaxation : « Je voudrais détendre mon corps, je voudrais calmer mes idées. » Apparaît également en filigrane une autre demande souvent formulée : « Je voudrais "contrôler" mon corps et mes idées. » Mais c'est paradoxalement l'absence de « maîtrise » du corps que rechercheront les thérapies en relaxation, car le mal-être provient souvent d'un excès de contrôle de soi.

De nombreuses définitions ont pu être proposées des états de relaxation, dont je citerai quelques-unes. Durand de Bousingen en faisait une description, aujourd'hui un peu ancienne, en 1971 : « Les méthodes de relaxation sont essentiellement des techniques d'entraînement visant à obtenir une maîtrise de certaines fonctions corporelles et, par là même, le contrôle de certains processus mentaux. » Th. Kammerer complétait cette idée en précisant qu'il s'agissait d' « une technique plus simple, plus rapide, plus aisément accessible au patient » que la psychanalyse ou les autres thérapies (*Préface à Schultz*, 1974). Schultz, lui-même, précisait à propos de sa technique du *training autogène* qu'elle a « essentiellement pour objet de permettre au patient d'accomplir cette déconnexion suggestive spécifique de type hypnotique par un mécanisme d'autosuggestion » (Schultz, 1958).

Les deux termes d'*hypnose* et de *suggestion* apparaissent dès maintenant. Nous les rencontrerons tout au cours de ce développement, car les états de relaxation impliquent toujours une dimension suggestive, même si elle semble réduite dans les relaxations psychanalytiques, et une dimension hypnotique, parfois majeure et intentionnelle (hypnose, inductions ericksonniennes, sophrologie, méditation...), vraisemblablement atténuée (relaxation à inductions variables).

Jean Bergès (1996) ajoute que « cet état, proche du sommeil, est une authentique déconnexion suggestive, en relation plus ou moins étroite avec les phénomènes de la régression ». Un lien avec la vie mentale apparaît qui introduit la construction psychique de notre corps. C'est Yves Ranty (1990) qui le dit d'une façon exemplaire : « La relaxation pourrait être considérée très simplement comme une thérapeutique apportant une détente musculaire et mentale. Cependant, comme le corps est lié à la vie psychique, il va avoir désormais son histoire, ses souvenirs, ses rancunes, ses désirs, ses dégoûts, ses angoisses fondamentales (séparation, morcellement, castration), ses images, ses symboles, ses fantasmes, ses espaces, ses temps, ses rythmes, ses sensations, ses mots et même ses rêves ».

S'il faut maintenant un consensus minimum pour ce que nous entendrons par *relaxation* dans ce livre, je reprendrai une phrase directrice de Michel Sapir : « On ne peut appeler méthodes de relaxation que celles qui visent à la décontraction musculaire et à la passivité. Il ne s'agit pas d'un but unique mais d'un préalable indispensable » (*in* Marvaud, 1995). J'insisterai essentiellement sur la passivité, « préalable indispensable » générateur de sensations internes. Quelle que soit la méthode et quelle que soit la position – allongée, assis, debout –, c'est l'immobilité qui permet le « retour » des sensations, c'est aussi l'immobilité qui fait défaut quand on ne peut parvenir à la relaxation, car les défenses contre cette immobilité sont alors les plus fortes.

A ce premier critère de l'immobilité j'ajouterai la condition de la fermeture des paupières. Toutes les relaxations favorisent le retrait du monde environnant en sollicitant la perception et le regard intérieur. La fermeture des yeux est en ce sens un autre préalable indispensable, bien que l'on puisse envisager la relaxation les yeux ouverts (dans certaines méditations, dans la résistance des premières séances ou encore lorsque la concentration intérieure est telle que les stimulations visuelles environnantes ne modifient plus l'état de relaxation).

Troisième critère indispensable, un cadre particulier semble commun à toutes les méthodes, traditionnelles ou psychothérapiques : le silence et le calme. « Il ne peut y avoir de relaxation sans silence et il ne peut y avoir de silence sans calme » (Ranty, 1990).

Quatrième condition : l'invitation à ressentir et la focalisation de l'attention sont codifiées par toutes les méthodes, par toutes les techniques. Pour les uns, cette invitation est impérative (hypnose), elle est une concentration sur une formule (Schultz), sur un mantra (méditation), elle suit la parole stéréotypée du thérapeute (sophrologie), pour d'autres la consigne est d'abaisser les seuils de perception *(bio-feed-back)*, de se concentrer sur une mélodie (musicothérapie), de mentaliser (visualisation et imagerie mentale), de laisser venir un récit onirique (rêve éveillé), de se concentrer sur la respiration (yoga, Pégand), pour d'autres encore les inductions variables sont seulement une invitation à re-sentir, c'est-à-dire à permettre le retour des sensations, du souvenir refoulé. Nous appellerons donc *relaxation* un ensemble de techniques, méthodes et thérapies qui remplissent les quatre préalables suivants :

— immobilité ;
— fermeture des paupières ;
— silence et calme ;
— focalisation sensorielle.

Ces quatre conditions permettent l'accès à des états de conscience qui ont également de nombreux points communs (chap. I.II), mais pas toujours les mêmes finalités. Cela permettra enfin d'en préciser les indications (chap. III.II).

2. **Historique.** — Les relaxations sont profondément liées à l'histoire de l'humanité et toutes les civilisations, dès leur origine, ont développé des états intérieurs permettant la communication, dans la tradition avec un au-delà, dans notre connaissance contemporaine avec un en-deçà, que représentent les forces de la personnalité et l'histoire du sujet. On retrouve ainsi des relaxations mystiques dans tous les grands courants de pensée : méditation hindouiste, zen, chamanisme, méditation des chrétiens de l'Orient...

La position millénaire d'immobilité du chaman dont le visage est caché par les mains ou une étoffe sacrée, semble l'un des signes les plus anciens de cette recherche intérieure à l'aube de l'humanité. On retrouve ensuite la grande tradition de la méditation hindouiste des Upanischads et du Mahâbhârata, puis du rig-véda avec les différentes voies du yoga dont le hatha-yoga, codifié par un fondateur historique nommé Patangali, au ve siècle. Ce yoga de posture et de discipline développe la concentration sensorielle et le contrôle de la respiration. Le mantra-yoga, quant à lui, utilise une technique de répétition mentale. Il est à l'origine de la récente technique de la méditation transcendantale. Le yoga dans son ensemble a profondément inspiré les fondateurs du *training autogène* et de la sophrologie. La tradition de la méditation hindouiste et du yoga a également donné naissance aux techniques contemplatives du bouddhisme, et encore plus à l'est, au Zen japonais qui cultive cette « voie intérieure » par l'immobilité du corps, la maîtrise de la respiration et la répétition de formules intérieures. Le zen a enfin inspiré une relaxation thérapeutique contemporaine dans la médecine japonaise : la Morita-thérapie. Les mécanismes sont encore les mêmes : immobilité, intériorisation, mentalisation, répétition. C'est en quelque sorte l'accès à un état mental d'*involonté* que toutes les ascèses traditionnelles semblent rechercher (Larroque, 1994).

On rencontre ensuite, au début de notre ère, les prêtres-magiciens grecs d'Orphée qui pratiquaient des techniques d'auto-hypnose par stimulations monotones. Leur tradition fut reprise par la secte des anciens chrétiens hysychastes – signifiant littéralement : « qui plonge son esprit dans la quiétude ». Ces prêtres « inclinaient la tête sur la poitrine et, tout en priant de façon assidue, regardaient fixement leur ombilic... Ils éprouvaient toutes sortes de sensations agréables et... parvenaient à un état de paisible ravissement » (Schultz, 1974). Cette tradition, toujours vivante chez les moines du mont Athos, a inspiré la méthode de *psycho-intégration* de Pégand. Enfin, quelques techniques de méditation furent encore utilisées dans la tradition chrétienne des jésuites, avec les instructions d'Ignace de Loyola associant une respiration contrôlée par des prières et des formules mentales. On peut remarquer que toutes ces attitudes de prières mystiques répondent à nos quatre préalables de la relaxation : immobilité, fermeture des yeux, silence, calme, intériorisation et focalisation sensorielle.

Le courant contemporain des relaxations naît à la fin du XVIIIe siècle avec les premières expériences d'intériorisation et de suggestion qualifiées de *magnétisme* (Mesmer, Puységur). Elles trouveront leur continuité naturelle dans la clinique de l'*hypnose* qui se développa au XIXe siècle et eut son apogée avec Jean-Martin Charcot à La Salpêtrière. La continuité des courants thérapeutiques est ici exemplaire. Chacun sait que Freud fut l'élève de Charcot, qu'il pratiqua longtemps l'hypnose puis l'abandonna en raison des effets de la suggestion jugés trop négatifs. Il fonda alors la *psychanalyse* en cherchant à se situer le plus loin possible de l'hypnose dans ses mécanismes de suggestion. C'est peut-être la même nécessité qui anima Milton Erickson dans sa recherche d'une *hypnose sans suggestion* et qui orienta Schultz vers le *training autogène.* Il est enfin intéressant de rappeler l'intérêt d'un proche de Freud, Sandor Ferenczi, pour la relaxation. Ferenczi recherchait des modes d'activation de la cure psychanalytique. Dès les années 1920, il émit l'idée que toute cure devait mener à la détente et la relaxation, et que celle-ci pouvait favoriser la verbalisation et le retour du refoulé. Ce fut l'une des raisons de la distance que prit Freud vis-à-vis de Ferenczi.

La plupart des méthodes contemporaines de relaxation dérivent aujourd'hui du *training autogène* qui fut codifié par un médecin berlinois, psychothérapeute, Johannès Heinrich Schultz, entre 1911 et 1930. Il publia son ouvrage éponyme en 1932. La filiation de sa technique est bien connue : Schultz, qui pratiquait l'hypnose et avait suivi une psychanalyse, fut fortement influencé par Bernheim et l'école de Nancy qui utilisaient l'hypnose pour soigner les symptômes somatiques de l'hystérie et faire émerger des expériences affectives oubliées, processus qualifié d' « hypermnésie ». Il utilisa alors l'*hypnose fractionnée* d'Oskar Vogt et sa technique d'autohypnose qualifiée de « pause de repos prophylactique » ; il s'inspira enfin de la méthode d'autosuggestion d'Émile Coué, produite par la répétition monotone et mentale de formules verbales. C'est en combinant ces différentes techniques que Schultz élabora, dès 1911, un protocole d'exercices physiologiques méthodiques visant à produire une déconnexion générale de l'organisme *(Umschaltung),* technique d'autodécontraction qu'il nomma *training autogène* (entraînement par soi-même) et qui est fondée sur la reproduction volontaire des manifestations physiques de l'hypnose : les sensations de pesanteur et de chaleur. Il est important de préciser que, pour Schultz lui-même, le *training autogène* était une psychothérapie à part entière et non un simple exercice physique.

Ce courant du *training autogène* eut beaucoup de difficulté à s'imposer tant en Allemagne qu'à l'étranger. En raison de sa parenté avec l'hypnose, il ne fut connu en France que dans les années 1950 – le livre de Schultz ne sera traduit en français qu'en 1958 – et engendra très vite des techniques dérivées.

Ce fut d'abord un intérêt de la psychanalyse pour la relaxation qui amena Julian de Ajuriaguerra à imaginer, dès 1955, une *rééducation psychotonique* permettant de verbaliser le vécu émotionnel du sujet en relaxation. Ce fut ensuite Michel Sapir, vers 1968, qui établit les bases de la cure de *relaxation à inductions variables*, une approche psychanalytique du vécu en relaxation, reprenant l'idée de Ferenczi d'une activation de la cure par les inductions – verbales, tactiles – du thérapeute. La relaxation à inductions variables est aujourd'hui l'un des aboutissements les plus accomplis du *training autogène* de Schultz.

D'autres thérapeutes firent évoluer les conditions de la cure, moi-même par le travail sur l'involonté et la déconnexion motrice de la parole dénommée *verbalisation autogène* (chap. II.III.4), Suzanne Kepès par la reconstruction interne de l'appareil génital (1997), ou encore Yves Ranty par la codification d'un *training autogène progressif* en deux temps (chap. II.II.2).

Une autre filiation, rarement avouée, est celle de la *sophrologie*, relaxation dynamique inventée vers 1960 par Alphonso Caycedo, psychiatre espagnol qui s'inspira du *training autogène* – les inductions de la lourdeur et de la chaleur – en ravivant sa dimension hypnotique – *terpnos logos* – et en y associant des éléments de la méditation bouddhique et du zen. La sophrologie, qui se veut un art, est aujourd'hui « éclatée » entre différents courants, mystiques ou psychothérapiques.

Il faut enfin mentionner, dans le foisonnement des approches corporelles qui suivirent le *training* de Schultz dans l'après-deuxième guerre mondiale, la *relaxation progressive* d'Edmund Jacobson aux États-Unis, la *régulation active du tonus musculaire* de Stockvis aux Pays-Bas, la *relaxation statico-dynamique* de Jarreau et Klotz en France, l'*eutonie* de Gerda Alexander..., toutes techniques qui mettent en évidence la richesse du vécu corporel et les nombreuses modalités de son écoute, mais qui ne répondent pas toujours aux critères de notre définition.

II. — **Les états de conscience modifiés volontairement**

Quelle qu'en soit la technique, les différentes méthodes de relaxation induisent des modifications de l'état de conscience, du niveau de vigilance, de l'équilibre physiologique et du vécu psychologique. Nous distinguerons ces deux expressions : *état de conscience* correspond à l'expérience subjective du sujet ; *niveau de vigilance* indique un état cortical, objectivement mesurable. De nombreux auteurs (Auriol, 1979) et nos propres travaux (Paty *et al.*, 1978) mettent ainsi en évidence une unicité de l'état de relaxation, au-delà de la spécificité revendiquée par certaines écoles. Au plan physiologique et neurophysiologique, l'état autogène n'est pas fondamentalement différent de la conscience sophronique ni de l'état de conscience pure de la méditation transcendantale. On peut cependant noter des différences de degré dans la déconnexion hypnotique et, plus certainement, des différences individuelles plutôt qu'une spécificité due à la technique d'induction, chaque sujet accédant à des états très proches indépendamment de la méthode de relaxation. Trois grands types de variables se trouvent modifiées en état de relaxation : les premières concernent le fonctionnement cérébral et la neurophysiologie ; les secondes, le fonctionnement somatique et métabolique ; les troisièmes, le vécu subjectif et la psychologie.

1. **Neurophysiologie.** — L'un des préalables à la relaxation est la fermeture des yeux, c'est également un facteur d'activation corticale. Le rythme électroencéphalographique d'éveil, qui est rapide lorsque les yeux sont ouverts (15 à 18 cycles/seconde), se ralentit et prend une forme particulière dès que les yeux se ferment : établissement de fuseaux synchrones dans les zones postérieures du cortex, appelés rythme alpha (8 à 12 cycle/seconde).

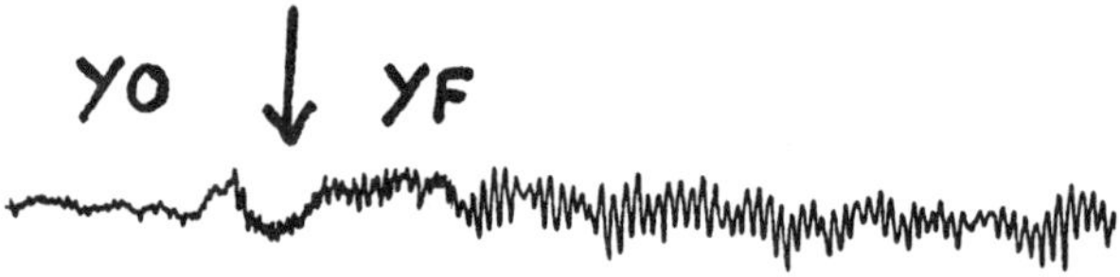

Fig. 1. — A l'électro-encéphalogramme (EEG), le rythme bêta (15 à 18 c/s) qui prédomine lorsqu'on a les yeux ouverts (YO) cède la place au rythme alpha (8 à 12 c/s) dès que les yeux se ferment (YF).

Les états de relaxation ont tous en commun de renforcer le rythme alpha en augmentant son amplitude et sa zone d'extension, qui peut s'étendre à tout le scalp, et en réduisant sa fréquence. Ce ralentissement du rythme cortical peut encore s'exprimer par une activité thêta (4 à 8 c/s) et même delta (1 à 8 c/s) habituellement spécifique du sommeil profond. Une absence de la réaction d'arrêt (arrêt de l'alpha à l'ouverture des yeux) s'observe enfin dans la plupart des états profonds de relaxation. L'établissement de cette activité alpha corticale signe l'état de détente psychosensorielle (elle est réduite ou absente dans les états anxieux) et correspond à un fonctionnement autorythmique de vastes ensembles de neurones corticaux (Lambert, 1988).

L'analyse des potentiels évoqués et des potentiels lents corticaux, qui sont des indices de la perception sensorielle et de l'attitude du sujet dans sa préparation à l'action, montre une tendance plus ou moins marquée à la réduction de l'amplitude, d'autant plus nette que l'état de relaxation est profond (Paty, 1985). Cela pourrait traduire la partielle déconnexion sensorielle de la relaxation, mais les études sont cependant peu nombreuses, les effectifs souvent trop faibles et hétérogènes, ce qui doit nous garder d'interpréter trop rapidement ces résultats. Ils ne constituent pas une réponse spécifique.

Ce niveau central de vigilance, caractéristique des états de relaxation et commun à toutes les méthodes, semble modulé par des facteurs plus ou moins spécifiques à chaque technique mais surtout caractéristiques de chaque sujet en fonction de sa personnalité, de la période de son existence, de son expérience des relaxations et de l'apprentissage qu'il en a. Ce facteur individuel est difficile à apprécier mais on peut par exemple remarquer que l'alpha est plus abondant chez les sujets qui pratiquent habituellement une relaxation, et que l'induction d'un état de vigilance modifié est plus facile chez ceux dont l'alpha spontané est abondant.

Sur la palette très large des modulations de la vigilance et des afférences sensorielles, chaque méthode va privilégier un mode de relation au sujet et un mode de relation au monde. Le mode d'induction de l'état de relaxation semble ainsi intervenir dans les caractéristiques de l'état de conscience. Avec Paty (1985) et Lambert (1988) nous pouvons distinguer trois types de modifications de conscience et de vigilance :

— des *modifications spontanées* : sommeil, rêve ;
— des *modifications induites,* par suggestion ou/et conditionnement : rêve éveillé dirigé, hypnose,

sophrologie ; par un dispositif physique : stimulation lumineuse intermittente, électrostimulation, électro-acupuncture, *bio-feed-back* alpha ;

— des *modifications autogènes,* produites par fixation sur un schéma perceptif (*training autogène,* méthode Vittoz) ; par fixation sur une activité physiologique (respiration) ou un schéma mental (yoga, zen, méditation transcendantale) ; par focalisation sur un canal sensoriel (psycho-intégration de Pégand) ; par décentration de l'attention (onirothérapie de Virel).

Ces modifications autogènes résultent de l'entraînement, plus ou moins intense, du mode particulier de concentration, de déconnexion sensorielle ou de fixation de l'attention que privilégie la méthode. Dans certaines techniques, l'auto-entraînement est libre, laissé à l'appréciation du sujet ou seulement hebdomadaire (relaxation à induction variable), pour d'autres il est régulier, quotidien *(training autogène),* pour d'autres encore il est intensif (jusqu'à six heures par jour dans les siddhis, stades supérieurs de la méditation transcendantale).

C'est donc en fonction de ces caractéristiques individuelles, et de caractéristiques de la méthode, que l'on observe des profils particuliers des états de vigilance dans certaines relaxations. Ainsi, les états d'hypnose, qui sont très hétérogènes, se traduisent en général par un renforcement du rythme alpha qui augmente d'amplitude. La présence de mouvements oculaires dans les phases de suggestion verbale n'a pas été expliquée, mais ne correspond pas aux caractéristiques du rêve, comme cela a pu être dit. Les potentiels évoqués se transforment au cours de l'hypnose, et témoignent d'une « distorsion des rapports entre le sujet et son environnement » (Paty, 1985). La sophrologie quant à elle montre des indices très proches de ceux de l'hypnose et, sous anesthésie sophronique, une redistribution des informations sensorielles : accroissement des potentiels controlatéraux (Paty *et al.*, 1978).

Lors du *training autogène,* l'alpha ralentit de fréquence et augmente d'amplitude, mais il se mêle volontiers de rythmes plus lents (thêta) et de fuseaux de sommeil. Cela peut être en corrélation avec le fréquent vécu d'endormissement que l'on peut observer dans cette technique. La variation contingente négative baisse d'amplitude ou même s'annule, témoin de l'absence d'anticipation motrice (Paty, 1985).

Le rêve éveillé, qui cultive moins l'entraînement à la relaxation, présente lui aussi un alpha stable, accompagné de mouvements oculaires (Barros Ferreira, 1974) qui peuvent être mis en relation avec le vécu oniroïde recherché par cette technique. Certains sujets entrent ainsi d'eux-mêmes dans un état hypnotique.

Les modifications générales des états de relaxation sont présentes dans la méditation transcendantale avec cependant des variations importantes d'un sujet à l'autre, d'une méditation à l'autre, selon l'ancienneté d'entraînement. Nous avons ainsi pu montrer au début de la pratique de la méditation l'existence d'un état hypovariable correspondant à une méditation alpha stable, et d'un état hypervariable mêlé de phases de microsommeil. Avec une pratique plus longue, les sujets semblent s'orienter d'une manière plus constante vers l'un ou l'autre type de méditation (Paty *et al.,* 1978). La réduction des potentiels évoqués est très manifeste et d'autant plus nette que la méditation est profonde, tandis que la variation contingente négative est abolie et l'onde tardive P 300 augmentée (Banquet, 1980), témoignant d'une absence d'anticipation motrice contemporaine d'un accroissement de l'attention sélective. Nous avons enfin pratiqué des examens électrocorticaux au cours du cycle supérieur de la méditation transcendantale, lors des expériences des siddhis, correspondant à une pratique intensive de la méditation (quatre à six heures par jour) et au vécu subjectif de « transmutation », de « lévitation ». Ce vécu subjectif de « lévitation » semble contemporain de crises comitiales auto-induites, produisant des décharges motrices qualifiées de « saut de grenouille ». L'alpha de l'état de relaxation augmente de cohérence, prend une morphologie pointue, se charge de pointes hypersynchrones qui déclenchent alors cette « crise motrice ». On peut comprendre cela comme un abaissement du seuil de sensibilité corticale. Il nous faut cependant être prudent en ce qui concerne l'interprétation de ces données électrophysiologiques.

Nous pouvons résumer les caractéristiques générales des états de relaxation en quatre points :

— *le niveau de vigilance est modifié*, par activation réticulaire et modification des afférences ;
— *les afférences sensorielles sont modifiées* : on devrait plutôt parler de « distorsion perceptive » que de « déconnexion sensorielle » ;
— *la redistribution de l'activité des différents canaux sensoriels* est vraisemblablement responsable du caractère oniroïde de la relaxation mais aussi de l'instabilité de cet état qui peut être hypo- ou hypervariable selon la mobilisation de ces canaux sensoriels ;
— *ces indices traduisent* une modification active de l'attitude du sujet et de son rapport au monde.

2. **Physiologie.** — Des indices périphériques caractérisent également les états de relaxation : des modifications du rythme cardiaque, du rythme respiratoire, de la pression artérielle, du tonus musculaire, de la résistance électrodermale... On peut dire qu'il s'agit d'un « état de veille psychologique hypométabolique », selon le terme qu'utilise Wallace (1971) en parlant de la méditation transcendantale. Du fait de

l'immobilité, tous les états de relaxation se traduisent par une réduction de l'activité des systèmes somatiques. Auriol (1979) montre bien l'unicité des effets physiologiques de la relaxation, quelle que soit la technique utilisée. Le relâchement musculaire et la résolution tonique sont parmi les premiers indices de relaxation. Certaines méthodes orientent d'ailleurs très spécifiquement leurs inductions sur la résolution du tonus musculaire (Jacobson, Ajuriaguerra, Alexander, Stokvis), notamment en raison du lien étroit qui existe entre ce tonus musculaire et la sphère émotive et relationnelle. Cette relaxation musculaire est tout d'abord mise en évidence par une diminution des réflexes tendineux et de l'excitabilité des motoneurones. L'électromyogramme montre ainsi un abaissement très net du tonus de repos.

Divers travaux expérimentaux (Schultz, 1974) ont également montré l'élévation du seuil d'excitabilité neuromusculaire au cours de l'exercice de pesanteur du *training autogène.* Lors de cet exercice, le « contrôle » par le thérapeute du tonus du patient est en lui-même un bon indice d'appréciation de la résolution musculaire. D'autres techniques, plus organisées sur les mentalisations, ou d'inspiration psychanalytique, ne rechercheront pas systématiquement cette résolution et, en tout cas, n'en contrôleront pas la réalisation.

Des modifications significatives et constantes de la fréquence cardiaque sont observées dans les états de relaxation. Dans le travail de Luthe (1960), après un mois d'entraînement à l'exercice de la pesanteur du *training autogène,* les patients présentaient une réduction significative de 5 % de la fréquence cardiaque. Chez des patients qui souffraient d'une tachycardie fonctionnelle, cette réduction fut plus nette, de 10 à 15 %. Sur une série de 41 sujets présentant des anomalies à l'électrocardiogramme, Polzien (1953) constata une amélioration ou une normalisation chez 28 d'entre eux après un entraînement par le *training autogène.* Une même observation est faite en ce qui concerne la tension artérielle qui ne montre pas de modification significative chez des sujets témoins, mais une très nette diminution, de 10 à 20 %, de la tension systolique et diastolique au cours des exercices du *training* chez les tachycardes. Cela a également été montré par d'autres méthodes (sophrologie, méditation).

La réduction du débit et du rythme cardiaques se poursuit habituellement en dehors des séances. Des modifications volontaires (accélération ou ralentissement), de plus ou moins 25 % du rythme normal au repos, sont enfin obtenues par concentration active sur des formules dites spécifiques : « Mon cœur bat lentement... mon cœur s'accélère... » (Binswanger). On peut faire ici la même remarque qu'en ce qui concerne les travaux d'électrophysiologie qui ont été nombreux à propos de la méditation transcendantale, les expérimentations physiologiques et médicales ont été essentiellement développées dans le *training autogène* de Schultz, quelques-unes enfin dans la méditation. La rareté des recherches concernant d'autres méthodes ne doit pas nous amener à penser qu'elles sont dénuées d'intérêt. Elles ont vraisemblablement les mêmes effets physiologiques et métaboliques.

L'exercice spécifique de la chaleur, dans le *training autogène,* reproduit les manifestations somatiques de l'hypnose et se rapproche de modifications similaires, bien qu'elles ne soient pas spécifiquement induites, dans d'autres techniques de relaxation. La « chaleur » périphérique, surtout sensible aux extrémités (mains, pieds, bras, jambes) est objectivable par des mesures de la température cutanée au niveau des doigts qui augmente de 0,2 °C à 3,5 °C (Polzien, 1955) au cours de cet exercice. Un travail récent par téléthermographie a pu objectiver l'amélioration durable du débit circulatoire périphérique par l'apprentissage de la relaxation (Signorel et Moron, 1987). Dans le même temps, la température centrale chute en moyenne de 0,3 °C, ce qui semble se retrouver dans toutes les relaxations, traduisant l'hypométabolisme, comme dans la physiologie du sommeil où la température centrale s'abaisse naturellement.

A l'opposé, la sophrologie et l'hypnose peuvent provoquer une baisse de la température cutanée (de 1 à 2 °C) dans une zone d'anesthésie induite. Enfin, la sensation de « fraîcheur du front » du *training autogène,* qui correspond à une vasoconstriction de cette région, est mise en jeu par les mêmes mécanismes d'autoconcentration.

La diminution du rythme respiratoire est un autre effet constant des relaxations. Le cycle respiratoire s'allonge, la durée de l'inspiration et de l'expiration tend à s'égaliser et l'ampliation pulmonaire augmente. Le type respiratoire abdominal devient thoracique (Auriol, 1979). Ces modifications sont constantes et toutes significatives, quelle que soit la technique de relaxation. On peut naturellement penser que la levée du contrôle conscient de la respiration laisse s'exprimer le rythme bulbaire fondamental de sa régulation.

Autre grande fonction : la digestion. La cinétique de l'estomac se modifie au cours et au décours de la relaxation avec plus de souplesse du tube digestif, une ouverture et une fermeture plus franches et plus larges du cardia et du pylore (Sapir *et al.,* 1966). La concentration organo-spécifique que proposait Schultz sur l'abdomen : « Mon ventre est chaud », s'accompagne d'un meilleur transit et d'une augmentation des mouvements de la partie basse du colon (Geissmann et Durand de Bousingen, 1968). On peut enfin noter au plan général une diminution des besoins en oxygène de l'organisme et une diminution du métabolisme de base dans toutes les relaxations. Et surtout une réduction ou une normalisation des grands métabolismes comme la sécrétion de cortisone par la surrénale qui est diminuée en état de relaxation ; comme la fonction thyroïdienne qui a tendance à se normaliser chez les hypo- et les hyperthyroïdiens ; comme le cholestérol circulant dont le taux sanguin est réduit de façon significative, d'autant plus qu'il était élevé avant l'exercice (Luthe, 1964).

Cette revue des modifications physiologiques induites par les états de relaxation nous amène cette réflexion apparemment simple, mais qui n'est jamais faite : toutes ces modifications vont dans le même sens, celui de la résolution musculaire, de l'hypométabolisme, de la réduction des rythmes cardiaques et respiratoires, de l'augmentation de la circulation périphérique, de la vasodilatation des extrémités, de la vasoconstriction du visage (Schultz), de la réduction du cortisol et, naturellement, de l'adrénaline. Cet état est tout simplement l'exacte antithèse des états de stress et d'anxiété qui accélèrent le métabolisme, sécrètent du cortisol et de l'adrénaline, accélèrent les rythmes cardiaques et respiratoires, vasoconstrictent les extrémités (sensations de froid et de picotement) et provoquent une vasodilatation intense du visage. Ces deux mécanismes, du stress et de la relaxation, sont parfaitement opposés dans leurs processus, notamment par la dilatation et la constriction des territoires vasculaires, car ils sont génétiquement programmés pour chacun d'entre nous. En cela, l'état de relaxation est avant tout un *état anti-émotion*, ç'en est sa meilleure définition.

3. **Psychologie.** — Les modifications subjectives de la relaxation sont constantes mais présentent des particularités que l'on pourrait dire « culturelles », selon la méthode et selon la représentation que l'on se fait de cet état que Wallace, parlant de la méditation, a proposé d'appeler « quatrième état de conscience », rappelant « l'état témoin » du Védanta, et le distin-

guant en cela de l'éveil, du rêve et du sommeil. Nous développerons ainsi quatre points fondamentaux en ce qui concerne les modifications psychologiques :

— la régression somatique ;
— la régression temporelle ;
— la régression topique ;
— l'actualisation de soi.

— *La régression somatique* est manifeste : il s'agit d'un état de passivité qui cultive l'involonté par des techniques pour la plupart apparentées à l'hypnose. Le cadre de cette régression doit être approprié, notamment par un affaiblissement des stimuli extérieurs favorisant ce « retrait du monde ». La monotonie des stimulations, des inductions, de la voix du thérapeute, utilise alors le mécanisme de la focalisation de l'attention sur un canal sensoriel unique (Broadbent), ce qui favorise la « concentration intériorisante » (Schultz) et n'est fondamentalement pas différent du mécanisme de l'hypnose, propriété commune à l'ensemble des vertébrés, et génétiquement déterminée. Le calme, le silence et la parole suggestive vont ainsi permettre la régression nécessaire à l'approfondissement de l'état de relaxation et à l'amortissement de la résonance des affects.

De nombreux auteurs ont critiqué et souvent rejeté la dimension suggestive des relaxations. Freud s'est éloigné de l'hypnose à cause de la suggestion, Jacobson désirait l'éliminer totalement de sa méthode, Erickson cherchera à codifier une hypnose sans suggestion. Il est plus réaliste de dire que cette dimension suggestive est inhérente à toute relation duelle, d'autant qu'elle est médiatisée par le corps. Michel Sapir affirme même que « des facteurs suggestifs sont inévitables en psychanalyse, il importe de ne pas les ignorer » (1993, p. 121). Ces « facteurs suggestifs » sont cependant différents de l'hypnose et de la transe hypnotique mais il ne nous faut pas les craindre, de peur de ne pas les prendre en compte. De nombreuses méthodes se défendent ainsi d'être apparentées à l'hypnose et à la suggestion (longtemps dénoncées comme puissances diaboliques) au risque de faire de l'hypnose sans le savoir, car cela ne dépend souvent que de la capacité du sujet à s'abandonner sur ce mode aux injonctions de son thérapeute. La régression somatique peut enfin recouvrir les si fréquentes phases de sommeil qui jalonnent les états de relaxation, brefs assoupissements, microsommeil ou longs endormissements, interprétés comme une résistance à la relaxation par certains thérapeutes – c'est sûrement une réalité pour certains patients – mais qui peuvent, à mon sens, être considérés comme un élément positif dans la mesure où ils sont en général bien vécus et appréciés comme équilibrants et réparateurs.

— *La régression temporelle* est commune à tous les états de relaxation, mais plutôt développée dans les relaxations psychothérapiques, car le thérapeute y est particulièrement attentif. L'attention portée sur le corps et les inductions – parole, toucher – active la thérapie en favorisant la régression et la mobilisation des affects. Ce « retour en arrière » est une propriété de l'appareil psychique décrite par Freud pour signifier le retour du sujet à des étapes archaïques de son développement, propriété qui est aujourd'hui moins utilisée par la psychanalyse mais qui conserve beaucoup d'intérêt pour les psychosomaticiens (P. Marty). Dans le champ de la relaxation, ce concept de régression temporelle permet d'interpréter les cénesthésies, les sensations corporelles qui surviennent dans la séance, comme le retour de sensations refoulées, liées à des expériences infantiles et chargées d'affect, plaisir ou déplaisir. Un exemple peut en être celui de cette jeune fille très anxieuse qui ressentait une vive douleur le long de l'avant-bras lors de chaque séance. Le corps parlait en quelque sorte. Il fallut de nombreuses séances pour que lui vienne une évidence : « C'était le bras avec lequel je me protégeais de mon père lorsqu'il me frappait. » Ce retour des sensations vient comme une parole que le thérapeute se doit d'entendre et de laisser s'exprimer. La compréhension et l'interprétation de cette dimension refoulée constitue en effet l'intérêt majeur de la relaxation. Si l'on considère l'ensemble des relaxations, certaines méthodes y sont très attentives dans un cadre psychothérapique (Ajuriaguerra, Sapir, Ranty), pour d'autres ce n'est pas l'objet direct de la technique (Schultz, Jacobson, Alexander, Jarreau), d'autres disent se situer sur un plan non psychologique (sophrologie), d'autres encore méconnaissent cette dimension (méditation transcendantale) car se situant à un niveau dit « spirituel ».

— *La régression topique* est un autre concept freudien qui nous permet de nous repérer dans la structure de l'appareil psychique. Lorsque le corps s'abandonne en relaxation, ce n'est bien évidemment pas uniquement le corps qui se « relâche », mais les structures mentales qui le constituent. Le « retrait » du monde extérieur favorise l'attention sur soi et modifie le rapport des instances psychiques entre elles. Lors de l'état de relaxation, comme dans le rêve, le fonctionnement de l'appareil psychique s'inverse en quelque sorte. La perception qui, à l'état de veille, commande le mouvement se trouve mobilisée par les pensées qui s'offrent maintenant à l'introspection. Le fonctionnement interne s'assouplit entre conscient, préconscient et inconscient, favorisant le retour des sensations, des affects, des souvenirs. L'état oniroïde de la relaxation, et parfois un véritable sommeil accompagné de rêves, remplit la même fonction. Ce caractère régressif du corps en relaxation facilite ainsi le retour du refoulé et la verbalisation. En cela, la relaxation est toujours un activateur de la psychothérapie.

— *L'actualisation de soi* est une notion moins conceptualisée, mais qui recouvre des perceptions, sensations, convictions, vécues par tous les sujets en relaxation, quelle qu'en soit la technique. J'emprunte cette expression à Maslow (1968) qui l'utilisait pour signifier l'épanouissement harmonieux dans la méditation transcendantale. Il me semble pouvoir recouvrir ce que d'autres auteurs ont nommé « présentification » (Minkowski), « intensification de la présence au monde » (Sapir, 1993) ou « présence à soi-même » (Kepès). La proposition philosophique *hic et nunc* de « vivre l'instant » se trouve littéralement réalisée en relaxation, d'autant plus si le sujet est en rupture avec l'anticipation anxieuse ou la réminiscence névrotique. La relaxation permet ainsi de vivre le corps « ici et maintenant », de le rendre présent au monde, de se rendre présent au temps. Cette actualisation de soi à travers l'expérience corporelle est une singulière subjectivité qui constitue peut-être la part la plus étrange, mais certainement très active des relaxations, puisque la psychologie ne sait comment l'exprimer, l'analyser, l'expliquer. On peut, je crois, rapprocher ce vécu de l'hyperconscience que rapportent les pratiquants des stades supérieurs des relaxations, des siddhis de la méditation transcendantale, qui disent « être toutes choses », ou encore de l'état « témoin », quatrième état de conscience yogique du Védanta.

Nous sommes maintenant aux confins de la psychologie et des états mystiques qui me semblent indissociables et ne dépendent essentiellement que du cadre dans lequel cette relaxation, ou méditation, se réalise. La psychologie n'a pas d'outil d'analyse de cette dimension, mais les termes choisis par les mystiques me semblent intéressants pour mettre un nom sur une part de l'expérience de relaxation. Je ne citerai que le *processus d'unification* qui se retrouve dans de nombreux courants religieux comme menant à la paix intérieure (bouddhisme, anciens chrétiens...) et qui se rapproche de sentiments ou sensations exprimés par les sujets en relaxation. La parenté est à mon sens très grande entre tous les états de relaxation, hypnotiques ou non, psychanalytiques ou non, traditionnels ou non, mystiques ou non, car ils sont l'expression de l'humain et de sa capacité à se ressourcer au plus profond de lui-même.

III. — **L'image du corps**

Quelle qu'en soit la méthode, la technique, la philosophie, toute expérience corporelle de relaxation mobilise l'image de notre corps, une représentation mentale que nous avons patiemment construite, qui est faite de l'histoire de nos affects et de leur inscription dans le corps. Après un rappel de l'ontogenèse du schéma corporel, nous envisagerons le sens des symptômes et des métaphores corporelles puis du vécu en relaxation.

1. **Ontogenèse.** — La notion de *schéma corporel* apparaît au début du XXe siècle pour désigner le « modèle postural de nous-mêmes » (Head) élaboré à partir des cénesthésies, « sensations que nous avons de notre propre corps », mais aussi à partir d'expériences passées et habituellement inconscientes. Ce schéma intérieur contient en quelque sorte une mémoire du vécu corporel. Cette notion fut ensuite reprise par Schilder (1935) qui lui préféra l'expression d'*image du corps,* accordant à l'expérience visuelle « un rôle dominant dans la création de l'image du corps ». Schilder s'intéressait alors tout particulièrement aux troubles du schéma corporel par lésion neurologique, mais il présupposait déjà que les processus psychiques et organiques étaient indissociables. La relation qui existe entre le langage, la motricité et les affects du sujet construit ainsi une image du corps chargée d'investissement libidinal. Dans son *Image inconsciente du corps* (1984), Françoise Dolto distinguera le schéma corporel, « vécu charnel au contact

du monde physique », et l'image du corps, « incarnation symbolique inconsciente du sujet désirant ». L'enfant acquiert très tôt une représentation de son corps, d'abord intégration des données sensorielles, puis conscience du moi corporel, enfin construction intellectuelle, imaginaire, affective participant à la vie de relation et élément à part entière de la personnalité. Winnicott développera cette idée selon laquelle le Moi du sujet s'organise à partir du moi corporel, c'est-à-dire que la « personnalisation », c'est le terme qu'il utilise, commence avec la perception par le nourrisson de son corps contenu par la membrane-frontière que constitue la peau. La relation à la mère participe à cette construction par le caractère « enveloppant » des attitudes maternantes. La mère entoure, câline, maintient, contient le corps de son bébé entre sa peau et ses bras, toutes sensations archaïques que la position confortable de la relaxation pourra évoquer et rappeler. Cette attitude de soutien *(holding)* et de soin *(handling)* du nourrisson par sa mère participe au fondement et à la qualité du moi corporel et de l'image de soi, celle-là même qui se trouve mobilisée dans la relaxation.

L'image du corps est ainsi propre à chacun, « elle est liée au sujet et à son histoire », nous précise Françoise Dolto qui voit dans le langage l'un des mécanismes constitutifs de cette image du corps. C'est par la mise en mots du corps que s'organise la vie relationnelle : « Les mots, pour prendre sens, doivent d'abord prendre corps, être du moins métabolisés dans une image du corps relationnelle » (Dolto, *op. cit.*).

Si l'on en revient aux premiers stades du développement du nourrisson un dialogue tonique avec les autres et l'environnement apparaît dans cette période d'avant le langage où la mise en mots du corps est à peine commencée. Les émotions s'expriment, dans ce dialogue tonique, par des alternances de tension et de détente qui prennent très vite un sens dans la vie relationnelle et affective qui s'organise. « L'activité motrice de l'enfant sur son propre corps lui permet de passer de la sensibilité subjective à la sensibilité perceptive » (Durand de Bousingen, *op. cit.*). Ce jeu musculaire lui permet de découvrir le monde avec l'affinement de sa motricité et de sa sensorialité. C'est ainsi que les émotions ont une traduction directe dans le corps et que la cinétique du corps est, par essence même, émotion.

La vie de relation qui va bientôt s'organiser autour du langage et d'une intellectualisation de la vision du monde, relègue au second plan le corps et son dialogue tonique, considéré comme archaïque, comme le témoin fossile d'une époque obsolète. Ce dialogue corporel ne cesse pourtant de s'exprimer tout au cours de la vie et revient au premier plan sous forme de symptômes lorsque le langage est impuissant à agir. Il est alors langage du corps dans ce moment de la relaxation qui nous ramène aussi en deçà du langage.

2. **Symptômes et métaphores corporelles.** — Le symptôme est, à la surface du corps, le signe d'un dérèglement, d'une affection de l'organisme, mais aussi d'un trouble affectif ou d'une difficulté personnelle. Le symptôme est ainsi l'expression d'un mal-être ou d'un tourment intérieur. *Le symptôme a un sens,* une lecture psychosomatique peut nous permettre d'en comprendre la valeur inconsciente et affective.

La théorie psychanalytique fait du symptôme un compromis entre les forces antagonistes de la personnalité, qui permet d'abaisser la tension psychique et représente en cela une solution transitoire au conflit inconscient dont il est l'expression. Le symptôme apparaît ainsi à la surface non du corps réel, mais du corps imaginaire qui devient le lieu et l'objet des thérapies en relaxation.

Plusieurs niveaux d'expression symptomatiques peuvent se lire à la surface corporelle, comme on

« lirait » un livre d'images : des tensions archaïques, les marques de l'émotion, les symptômes physiques des conflits inconscients, mais aussi des métaphores corporelles que j'ai appelées *mots du corps* (1987, 1992) de par le lien profond des symptômes corporels et de leur traduction dans la langue. Ces *mots du corps* sont toujours des métaphores corporelles, par la concomitance de l'apprentissage du corps et du langage et la référence première et permanente de la langue au corps chez l'*infans*. Ces mots « tout faits », dont les thérapeutes font habituellement peu de cas – *cœur serré, chair de poule, coup de sang, jambes coupées, tête froide, larmes à la gorge* – sont une ouverture sur le vécu collectif du corps qui nous confirme que « toute métaphore est par essence corporelle » (Sapir). Ces « locutions stéréotypées impersonnelles », selon les termes de Jean Starobinski, que sont les *mots du corps* apparaissent ainsi comme un réceptacle d'affects permettant d'exprimer l'émotion intérieure par la formation involontaire d'un néologisme à valeur personnelle, d'une expression déviante, d'un lapsus métaphorique : *J'ai les bras vides, le ventre dans un étau, mon corps s'envole, j'ai de l'anxiétude...* Ces mots ou fragments de phrases, bribes personnelles d'un corps imaginaire, si fréquentes en relaxation, se prêtent à l'association d'idées comme une fenêtre au corps imaginaire. *Les mots du corps* sont enfin utilisés par tous les thérapeutes en relaxation lorsqu'ils parlent du corps, lorsqu'ils le décrivent et le mobilisent, lorsque ces mots s'associent à des affects et réveillent le souvenir par leur naturelle valeur métaphorique.

Yves Ranty a intégré à son *training autogène progressif* une pratique qui est fréquente dans les thérapies de l'enfant : il demande à l'adulte qu'il prend en relaxation de dessiner son corps, tâche inhabituelle qui provoque presque toujours un « effet de surprise » mobilisateur des défenses psychiques et permettant souvent la mise en avant d'un conflit inconscient. La distorsion constante entre le corps réel et le corps imaginaire met en évidence, chez certains sujets, un trouble profond de la construction de l'image du corps (psychose), permet chez d'autres de verbaliser une problématique particulière (névrose) et ouvre toujours le discours sur le corps dans l'idée d'une reconstruction psychosomatique (Ranty, 1990). Une approche similaire a été réalisée chez l'enfant asthmatique au cours et au décours de la maladie et d'une thérapie par relaxation montrant l'évolution exemplaire du dessin d'un enfant au corps sans thorax, prendre progressivement forme avec la renaissance d'un espace pulmonaire (De Boucaud). C'est enfin notre expérience des dysfonctions sexuelles qui illustre encore cette apparente discordance du corps réel au corps imaginaire et son évolution au cours de la thérapie. Le dessin de leur région génitale demandé aux femmes qui présentent un point d'appel sexologique permet tout d'abord de parler avec le thérapeute de cette *terra incognita*, de ce *no man's land* porteur de tant de craintes et de fantasmes. La représentation qui en est faite est très directement en prise avec l'imaginaire personnel, avec l'image inconsciente du sexe et sa valeur fantasmatique. La prise de conscience du corps, du sexe, de l'intimité et le réinvestissement de la région génitale redonnent ainsi corps à sa représentation qui devient fonctionnelle (Kepès et Brenot, 1998).

François Reverchon (1986) insiste sur cette dualité : « La différence entre le corps réel et le corps imaginaire n'apparaît pas d'emblée, et la confusion entre le réel et l'imaginaire est constante tant que ces deux niveaux sont congruents l'un à l'autre ». Cette différence n'apparaît que lorsque les « besoins », réels et imaginaires, divergent, lorsque l'un des deux niveaux, en général le psychique, domine l'autre et impose ses désirs au corps qui répond par des symptômes. La notion de « trace mnésique » peut être ici évoquée. Il s'agit de traces sensorielles enfouies, refoulées, parfois désinvesties qui sont rappelées à la surface de la conscience par un événement, une association d'idées et, en relaxation, par une induction, parole ou toucher. Cette actualisation mobilise le souvenir et l'affect qui lui est lié. La souffrance participe ainsi à la structuration imaginaire du corps par la rencontre des mots et des émotions. Cette dimension mentale du corps et la valeur métaphorique des symptômes qu'il présente ne peut être mieux résumée que par cette exemplaire réflexion de Guido Corronetti dans *Le silence du corps* : « Le corps n'est qu'un autre nom de l'âme. »

3. **Le vécu du corps en relaxation.** — Nous sommes à nouveau dans le domaine de la subjectivité, une subjectivité validée par la grande concordance des témoignages, quelle que soit la méthode, mais peu théorisée, notamment par la psychanalyse qui s'occupe peu du corporel et parle même d' « illusion du corps ». Ce vécu particulier en relaxation témoigne de la mobilisation du corps imaginaire qui fait parfois brusquement irruption dans la réalité apparente de ce corps allongé dans le calme de la séance et le rythme des inductions : modifications sensorielles, illusion de mouvement, déséquilibre, sensation agréable, douloureuse, pesanteur, légèreté, lévitation... Le processus d'activation et de mobilisation de l'image du corps se manifeste d'abord, le plus habituellement, par le vécu d'actualisation de soi que nous avons déjà mentionné (chap. I.II.3). Cette intériorisation somatisante permet une *découverte topographique du corps* que l'école de la relaxation à inductions variables (Sapir, Reverchon, Meyer) a particulièrement développée. Cette dimension cognitive de l'introspection corporelle constitue une renaissance de l'être à son corps par la reprise de repères essentiels et par des associations entre des *mots du*

corps, des perceptions internes et des émotions dont nous ne savons pas estimer la valeur personnelle mais qui sont toujours équilibrantes et reconstructrices. C'est une part du remaniement inconscient qu'effectue la relaxation à l'insu du sujet et même du thérapeute.

Le vécu corporel suit habituellement les inductions qui, selon les méthodes et la nature de la relation au thérapeute, moniteur, guide, gourou..., peuvent apparaître comme des consignes, des suggestions, des ordres. Le vécu pourra ainsi se révéler proche de la consigne proposée, identique au modèle imposé ou encore variable et très individuel lorsqu'aucun comportement n'est manifestement induit. Parmi les sensations les plus communes à tous les états de relaxation, on peut mentionner les vécus de pesanteur, de chaleur, d'autonomisation somatique. La sensation subjective de pesanteur correspond à une décontraction musculaire objective, mais parfois aussi à une vasodilatation qui augmente réellement le poids des membres par un afflux vasculaire qui a été démontré expérimentalement (Schultz, 1974). Il s'agit d'un vécu assez constant et facilement induit par l'autoconcentration dans le *training autogène,* par suggestion dans l'hypnose, par le ton de la voix dans la sophrologie, par la mentalisation dans la méditation... Le vécu de pesanteur corporelle laisse place, ou alterne, avec un vécu de légèreté qui semble une autre façon de ressentir la désafférentation motrice.

La chaleur est une autre manifestation suffisamment constante pour être vécue par de nombreux sujets dans de nombreuses méthodes. Il s'agit d'une sensation de réchauffement des extrémités, mains et pieds, et plus largement d'un réchauffement cutané, le plus souvent agréable, parfois désagréable, voire gênant à type de brûlure. Ce dernier signe devra être considéré comme un symptôme auquel donner du sens.

A l'opposé de la chaleur, Schultz propose une induction qui existe dans le yoga, celle de la fraîcheur de front. Contrairement à ce que pense Ranty (1990), cette sensation est fondamentale dans la reconstruction émotionnelle du corps – même dans un cadre psychanalytique – car elle représente le complément naturel, anti-émotion, de la chaleur corporelle.

La sophrologie et l'hypnose induisent des anesthésies locales par suggestion d'un refroidissement cutané. Le mécanisme n'est pas différent, il procède d'une vasoconstriction.

L'autonomisation somatique des grands systèmes est ensuite retrouvée dans de nombreuses méthodes : prise de conscience du rythme spontané de la respiration, du cœur, du tube digestif... Certaines méthodes centrées sur la maîtrise et le contrôle corporels (yoga, eutonie, psycho-intégration de Pégand...) ne tendent pas à cette autonomisation, mais proposent notamment un « autocontrôle » respiratoire sur un mode particulier. Elles se distinguent alors par un vécu corporel différent.

Enfin, des sensations subjectives très nombreuses, très variables, très personnelles – qui seront lues comme symptômes dans un cadre psychothérapique – apparaissent dès les premières séances de relaxation. Elles correspondent à la mobilisation de l'image inconsciente du corps : impression de flottement, de chute en arrière, de bascule latérale, d'enfoncement dans le divan, de picotements, de tremblements, de vide intérieur, de dépersonnalisation, d'extériorisation, de lévitation, d'anesthésie, d'hyperesthésie... Les sensations de transformation corporelle, allongement ou réduction des membres, grossissement, rétrécissement ou disparition d'une partie du corps, sont particulièrement présentes lors des premières séances de toutes les méthodes. Ce n'est fondamentalement pas différent du vécu corporel des patients qui sortent brusquement d'un coma et vivent de façon aiguë la résolution musculaire totale avec impression de lévitation, d'extériorisation, ce qui a été interprété, dans un cadre « mystique » ou empirique, comme un « retour d'au-delà » *(Out of body experience)*.

L'illusion de mouvement, de déplacement est fréquente et accompagne le vécu d'extériorisation que l'on retrouve aussi bien dans le hatha et le raja-yoga que dans l'expérience intime de conscience cosmique de la méditation transcendantale où elle est recherchée, que sporadiquement dans le *training autogène* et les autres états de relaxation. Le vécu de lévitation, qui peut survenir spontanément, quelle que soit la technique, est cependant cultivé d'une façon méthodique et spécifique par la méditation transcendantale dont il est l'un des siddhis les plus recherchés. Nous avons pu montrer (Paty *et al.*, 1979) qu'il s'agissait d'une impression subjective, contemporaine de décharges motrices rythmiques et d'une amnésie secondaire.

La grande richesse de ce vécu du corps en relaxation est à la mesure de la diversité des personnalités et de l'histoire des sujets. Elle constitue le matériel du travail thérapeutique en relaxation.

Chapitre II

TECHNIQUES ET MÉTHODES

Ces deux termes ne sont pas suffisants pour définir les nombreux cadres dans lesquels se réalise la relaxation. Pour certains le terme de *technique* est revendiqué, souvent du fait de la spécificité des moyens employés (hypnose, *bio-feed-back,* Stokvis, Benson, certaines pratiques du hatha-yoga). D'autres relaxations sont codifiées selon un protocole et un cadre particulier et peuvent en cela être qualifiées de *méthodes* physiologiques (*training autogène* « sec », eutonie, Jacobson, sophrologie). D'autres approches privilégient le *cadre psychothérapique* au cadre technique (*training* de Schultz, rééducation psychotonique d'Ajuriguerra, relaxation à inductions variables, relaxations de sens psychanalytique). D'autres encore peuvent être qualifiées de *philosophie de vie* ou de *démarches mystiques* (rig véda, zen, méditation transcendantale...).

I. — Classification

Plusieurs distinctions peuvent s'opérer entre les techniques, les méthodes, et de nombreux auteurs ont proposé des classements selon des critères physiques, cliniques ou plus personnels. Reprenant Stokvis, deux auteurs français, Naili Douaouda et Desvilles (1988), font une classification intéressante des relaxations dérivées du *training* de Schultz (Stokvis en relève dix-huit) selon trois orientations ou finalités :

— des relaxations privilégiant la rééducation psychomotrice afin de réduire les tensions physiques et psychiques ;
— des relaxations psychanalytiques centrées sur l'analyse de la relation, dont l'un des écueils peut être de nier la réalité corporelle et de masquer la fonction de détente ;
— des relaxations intégratives dites « éclectiques » qui utilisent les effets spécifiques de la détente corporelle et des états approfondis de relaxation dans un cadre psychothérapique.

Cette classification met en évidence la rivalité qui existe entre les courants de pensée des relaxations thérapeutiques. Si un consensus est rapidement trouvé en ce qui concerne les techniques de relaxation centrées sur le corps, il n'en est pas de même avec les deux autres catégories de par les positions ambivalentes des thérapeutes vis-à-vis des écoles et de la théorie psychanalytique. Il est difficile en effet de penser le corps et l'esprit en dehors d'une théorie cohérente, et la psychanalyse est la seule à nous proposer une conceptualisation du fonctionnement de l'appareil psychique. Elle doit cependant composer avec ses nombreuses factions historiques et notamment avec les prises de position de ses fondateurs vis-à-vis du corps. On connaît les affrontements qui opposèrent Freud à Groddeck puis à Ferenczi à propos de l'application de la psychanalyse au domaine corporel. On sait aussi combien les psychosomaticiens sont marginalisés dans les écoles psychanalytiques. Une telle position dogmatique, doctrinaire, a pu faire dire à certains dans le courant lacanien : « Il n'y a pas de corps, seul existe le fantasme », rappelant en cela l'inévitable dimension psychique de la construction somatique.

Une telle position de déni n'apporte cependant aucun élément positif à ce débat. L'ambiguïté des opinions reste totale, car les psychanalystes qui critiquent la prise en compte d'une dimension corporelle ne la connaissent en général pas et n'ont pas pratiqué la relaxation, tandis que ceux qui la pratiquent et en savent le grand intérêt, craignent d'être marginalisés ou exclus des courants de pensée. Nous privilégions en cela une démarche intégrative, seule porteuse d'espoir : il n'est pas aujourd'hui possible de pratiquer une thérapie sans référence à un corpus théorique solide et référencé, la théorie psychanalytique est cette référence pour le psychisme ; il n'est pas non plus possible d'ignorer l'extraordinaire potentiel des relaxations tant par leurs effets somatiques que par leur pouvoir de remaniement psychique.

Le seul critère selon lequel les différentes méthodes semblent se distribuer est à la fois un critère naturel, celui de l'hypnose, qui apparaît comme une propriété biopsychologique de tous les mammifères, mais également comme un critère historique et culturel car la plupart des thérapies se définissent par rapport à l'hypnose dont elles se sentent proches, dont elles s'éloignent, dont elles tiennent à se démarquer, ou dont elles nient toute appartenance. Toutes les relaxations ont ainsi une dimension suggestive pouvant parfois s'approcher de la transe hypnotique (Sapir, 1993), mais les comportements individuels ne dépendent pas seulement du cadre de la cure. On peut par exemple observer une hypnose profonde avec catalepsie en l'absence d'induction spécifique, ou même dans le cadre d'une psychanalyse, du seul fait de l'allongement régressif du corps dans le calme et le silence de la séance. Notre expérience clinique et notre travail expérimental sur les états de conscience nous a clairement montré l'existence d'un continuum progressif allant de l'hypnose et des relaxations hypnotiques, organisées souvent autour de la dépendance du patient au thérapeute, jusqu'aux relaxations d'inspiration analytique privilégiant l'autonomisation, à terme, du sujet.

C'est le fil conducteur que nous suivrons, auquel j'ai ajouté la très fine distinction de Michel Sapir entre les *relaxations couvrantes* et *découvrantes :* les premières favorisent le contrôle physiologique et la maîtrise des fonctions corporelles ; les secondes privilégient une approche intégrative permettant la découverte de soi.

On peut aussi remarquer que de nombreuses méthodes proposent une progression en deux cycles, souvent dits *inférieur* et *supérieur* (Schultz, Ranty, sophrologie, méditation transcendantale, *rolfing*...) qui correspondent en réalité aux deux temps du corps maîtrisé (phase couvrante) et de la mentalisation ou de la psychothérapie (phase découvrante). Enfin, nous ne ferons entrer dans ce cadre que les méthodes ouvertement thérapeutiques et pratiquées dans un cadre référencé. La plupart des autres techniques, traditions ou philosophies, seront mentionnées dans le paragraphe suivant (II.I.4).

II. — Les méthodes

Nous les décrirons selon quatre groupes : l'hypnose et les relaxations hypnotiques ; le *training autogène* et les relaxations dites « couvrantes » ; les relaxations psychothérapiques « découvrantes » ; les autres méthodes.

1. **Hypnose et relaxations hypnotiques.** — Le mot *hypnose* a été formé aux XIXe siècle sur le grec *hypnos*, « sommeil », en raison de la parenté supposée de cet état avec le sommeil. L'hypnose, cette capacité « naturelle » des humains, comme tout mammifère, à « lâcher prise » avec l'environnement dans une apparente attitude de sommeil, qui a été pratiquée par

tous les psychiatres pendant près d'un siècle, n'a paradoxalement suscité que très peu de travaux et reste profondément méconnue dans ses mécanismes. On peut citer les nombreux phénomènes associés à l'hypnose et recherchés par les praticiens : l'amnésie de la séance ; la catalepsie, suspension du mouvement volontaire et permanence de la posture ; la distorsion temporelle, le temps de la séance pouvant paraître plus long ou plus court ; des modifications sensorielles, dont analgésie et anesthésie ; la régression en âge, capacité à revivre intensément des moments passés ; l'écriture automatique ; des comportements posthypnotiques, dans lesquels le sujet exécute ce qui lui a été suggéré à son insu ; des hallucinations induites ; des modifications de la mémoire... (Godin, 1997).

Bien que dénoncée et rejetée par la psychanalyse pour ses effets de suggestion et de dépendance, l'hypnose a connu une continuité thérapeutique, notamment avec les travaux et la clinique de Léon Chertok puis, dans les années 1970-1980, avec l'école américaine de Milton Erickson qui renouvela la relation hypnotique en réduisant la part de la suggestion (hypnose sans transe) et en favorisant un nouveau fonctionnement mental pour le sujet.

Jean Godin donne cette définition de l'hypnose ericksonienne : « Mode de fonctionnement psychique dans lequel un sujet, grâce à la participation d'une autre personne, parvient à faire abstraction de la réalité environnante, tout en restant en relation avec son accompagnateur. Ce mode de fonctionnement fait apparaître des possibilités nouvelles : par exemple des possibilités supplémentaires d'action de l'esprit sur le corps, ou de travail psychologique à un niveau inconscient. » (Godin, *op. cit.*) Il semble que dans ce cadre, avec un thérapeute expérimenté et formé à la psychologie, cette « nouvelle hypnose » puisse avoir un intérêt thérapeutique, lorsqu'elle se dégage de son caractère magique et que la dépendance au thérapeute est rapidement levée.

Bien qu'elle s'en défende, je place ici la sophrologie car elle est directement issue de l'hypnose et développe tout particulièrement la suggestibilité. Formé du grec *sos*, harmonie, *phren*, esprit, et *logos*, étude, le mot *sophrologie* signifie littéralement « étude de l'esprit en harmonie ». Ce courant de pensée fondé en 1960 par un psychiatre espagnol, Alphonso Caycedo, est aujourd'hui l'une des pratiques les plus répandues de la relaxation, notamment du fait de son image populaire très positive et de la non-sélectivité de la formation des sophrologues. Particulièrement répandue dans le domaine médical et paramédical (médecins, dentistes, sages-femmes, kinésithérapeutes, professeurs d'éducation physique...), la sophrologie est souvent présentée comme une « médecine douce », une thérapeutique antistress ou antidouleur, une alternative à la consommation médicamenteuse. Elle n'échappe cependant pas à la logique de la dimension psychique du corps qui nécessite, comme pour les autres relaxations, une formation approfondie et, si possible, une formation de psychothérapeute. C'est l'une des grandes critiques qui est faite aux multiples écoles sophrologiques, de former des pseudo-thérapeutes en quelques jours.

Caycedo inventa ainsi la sophrologie à partir de l'hypnose qu'il pratiquait depuis longtemps et dont il désirait s'éloigner. Il la constitua également à partir du *training autogène* de Schultz et de la relaxation de Jacobson dont il conservera certains stades. Enfin, pour la *relaxation dynamique*, qui constitue son cycle supérieur, il s'inspira de techniques du raja yoga, des respirations bouddhistes et du zen japonais. Les multiples éclairages de son expérience (hypnose, *training*, voyages en Inde et au Japon) amenèrent Caycedo à concevoir une technique originale qui prit sa dimension sociologique à partir des années 1970 avec l'entraînement sophrologique collectif ayant pour objectif la relaxation des « masses ».

Dans la séance sophronique, le sophrologue fait « alliance » avec son élève et l'invite à une relaxation simple permettant d'obtenir un niveau sophroliminal, proche du sommeil. Le ton de la voix est particulier, lent, grave, qualifié de *terpnos logos*. Il induit le relâchement de tous les segments du corps puis l'acceptation de tous les phénomènes qui se présenteront au sujet : sensations, images, pensées. Dans cette conscience dite « sophronique », le sophrologue « active » différents exercices suivant ses nécessités thérapeutiques : sophro-acceptation de l'avenir, déconditionnement des éléments « négatifs », sophro-substitution sensorielle, substitution d'une sensation par une autre et notamment une anesthésie, régression temporelle, entraînement à revivre une situation passée de façon positive...

Les stades supérieurs de la relaxation dynamique de Caycedo, relaxation concentrative, contemplative et réflexive, sont directement empruntés aux méditations orientales (yoga, zen). Ils développent le vécu subjectif de l'extériorisation, d'une renaissance, d'une conscience mystique de l'énergie intérieure par la mentalisation de phrases initiatiques ou de questions existentielles proposées par le sophrologue. « C'est une méditation totale... On se concentre sur la posture. On voit sans voir, on entend sans entendre, on pense sans penser » (Auriol, 1979). On retrouve, dans cette méthode très originale, les éléments traditionnels de l'hypnose : le discours activateur, l'acceptation des suggestions, le caractère hypnotique de la conscience sophronique avec ses phénomènes d'accompagnement, anesthésie, régressions temporelles, reviviscence..., et le rôle primordial du sophrologue dont l'élève est, en définitive, dépendant ; mais aussi les états de déconnexion sensorielle des méditations orientales, encore guidées par un gourou. Le rappel à la conscience ressemble au réveil du sommeil hypnotique, il est progressivement induit par le sophrologue.

Comme l'hypnose, la sophrologie peut avoir un grand intérêt lorsqu'elle est pratiquée par un thérapeute averti connaissant la psychologie et, si possible, formé à la psychothérapie. Dans le cas contraire elle peut devenir une impasse. L'un des grands écueils de la sophrologie est lié à l'éclatement des « écoles » qui la composent (il existe au moins une dizaine de courants de pensée et de dissidences) vraisemblablement dû à l'hétérogénéité de la théorie sophrologique qui développe une terminologie propre non référencée, et à la philosophie de son fondateur qui a d'abord voulu en faire une thérapeutique, puis une science (« la sophrologie est la science des états de conscience »), puis un art (Vervisch, 1988), enfin une philosophie, voire une mystique lorsque Caycedo se pose en « maître à croire » (Auriol, *op. cit.*), en développant des sujets métaphysiques, et presque théologiques.

2. **Le *training autogène* et les relaxations dites « couvrantes ».** — On peut remarquer que la plupart des méthodes contemporaines de relaxation thérapeutique sont postérieures au *training autogène* de Schultz et s'en inspirent, qu'elles revendiquent cette filiation ou qu'elles s'en défendent.

Se défiant peut-être moins de l'hypnose que beaucoup de ses contemporains, Schultz élabora une méthode d'entraînement à l'auto-hypnose. Pour cela, il étudia longuement des patients qui avaient cette faculté d'auto-hypnose afin de codifier leurs sensations et de les reproduire. L'une des originalités de sa démarche fut de donner du recul au thérapeute, qui propose des consignes mais sollicite l'autonomie du sujet par l'auto-induction et les exercices personnels quotidiens. La technique classique, qui a vieilli mais qui a été rajeunie par différents thérapeutes, utilise des formules répétitives pour favoriser la concentration mentale. Elles sont aujourd'hui parfois mal acceptées, car jugées simplistes, et peuvent être remplacées par d'autres formulations ou d'autres modes de stimulation de l'attention mieux adaptés à notre époque.

Schultz parlait au départ de « gymnastique psychique pour gens normaux », il précisera par la suite qu'il s'agit d'une psychothérapie. Le cadre de la séance doit être attentivement préparé, le lieu calme et agréable, « une pièce tranquille de température moyenne, dans une demi-obscurité » (Schultz, *op. cit.*). Le patient aura des vêtements souples, et veillera à ce que rien ne le gêne, cravate, ceinture... Trois positions lui sont proposées : assise, en cocher de fiacre (assis, la tête penchée en avant) ou allongé. La pratique la plus habituelle se fait allongé sur un divan. La séance, qui dure de cinq à vingt minutes selon l'orientation du thérapeute et le désir du patient, se déroule en trois temps : une formule d'induction au calme ; un exercice spécifique ; un temps de reprise volontaire de l'activité en fin de relaxation. Schultz propose classiquement au sujet allongé, les yeux fermés, de répéter une formule d'induction : « Je suis calme, très calme, tout à fait calme », afin de la rendre « aussi présente que possible ». Cette répétition mentale, très directement empruntée à la méthode Coué, et qui était bien acceptée au début du XXe siècle, semble aujourd'hui très simpliste et éveille de fréquentes résistances, ce qui nous a amenés à l'abandonner pour proposer l'évocation d'une image personnelle, symbole de calme, de tranquillité (comme un paysage familier, la mer, la montagne, la forêt...), qui joue ainsi le rôle d'un signal de début de la relaxation, permettant d'entrer plus facilement dans l'idée de détente. C'est aussi le prétexte, dans la résistance à cette idée, à parler des valeurs personnelles et du sens d'une telle démarche.

Les exercices du *training autogène* sont précisément codifiés par Schultz en une progression dont les bases sont essentiellement physiologiques et dont l'extension se fera à partir d'une zone corporelle limitée (la main, un bras) pour s'étendre progressivement à l'ensemble du corps. L'expérience de la pesanteur est également proposée par la répétition mentale de la formule : « Mon bras est très lourd », cinq ou six fois de suite. Ici encore un aménagement de cette induction peut s'avérer nécessaire en fonction de la réceptivité du patient. Cette répétition lente et régulière est cependant destinée à focaliser l'attention, ce qui est très nécessaire chez les sujets anxieux. Cette perception de la lourdeur (résolution musculaire) est habituellement rapide, elle se généralise par une attention progressivement plus large, au fil des séances : « Mes deux bras sont très lourds... Mes bras et mes jambes sont très lourds... Tout mon corps est lourd. »

L'induction de la chaleur suit la même logique avec la formule : « Mon bras est très chaud... » Sa généralisation sera contemporaine d'un état de bien-être et de détente fait d'une intense résolution musculaire et d'une vasodilatation périphérique qui constituent la base du *training* sur laquelle Schultz ajoute quatre nouveaux exercices : la prise de conscience de l'autonomie respiratoire (« Je suis toute respiration »), de l'autorégulation cardiaque (« Mon cœur bat calme et fort »), de l' « équilibre » du plexus solaire (« Mon plexus est inondé de chaleur »), et de la fraîcheur du front (« Mon front est très frais ») correspondant à un équilibre émotionnel corollaire de la chaleur des extrémités. Des formules organo-spécifiques seront ensuite utilisées en fonction de la problématique personnelle (« Ma tête est légère... Mes bronches sont dégagées... L'alcool m'est indifférent »).

Schultz préconisait de faire quotidiennement deux à trois séances courtes de une à trois minutes au début, puis dix à trente minutes, et de rester environ deux semaines sur chaque exercice. Après trois ou quatre mois d'entraînement, il s'avérait possible de faire des exercices complémentaires d'autosédation nerveuse, de régulation du sommeil, de régulation cardiaque... Ce cycle de base du *training autogène* est complété, après un à deux ans de pratique, par un cycle supérieur conduit par un psychanalyste, proche des techniques d'imagerie mentale et du questionnement existentiel.

Malgré les critiques que l'on peut faire à cette méthode, la technique de Schultz reste de très loin la plus utilisée des techniques de relaxation thérapeutique de par l'intérêt de l'état autogène, et l'autonomie que cet auto-entraînement confère très rapidement au sujet. De nombreux aménagements ont été faits du *training autogène,* tout d'abord par Luthe, un proche de Schultz qui accompagnait les exercices d'une phase de verbalisation des perceptions afin de « rééquilibrer » le système nerveux par cette « méthode de neutralisation autogène » ; puis, en France, par Pierre Geissmann dans une perspective analytique du matériel verbal de l'état autogène ; par le courant psychanalytique avec Ajuriaguerra et Sapir (chap. II.II.3) ; par l'application de la relaxation à l'enfant (Bergès et Bounes, 1974) ; par l'abord corporel thérapeutique du Groupe de Necker, adaptation des stades du *training* de Schultz à un cadre psychothérapique ; ou encore avec Yves Ranty et le *training autogène progressif* (1990) qui propose une approche psychothérapique en deux temps, d'abord centrée sur les exercices de Schultz puis en état d' « acceptation passive » par un travail sur le vécu corporel, les fantasmes, les souvenirs, les rêves. On peut dire que la première phase couvrante, organisée dans la maîtrise des exercices, laisse progressivement la place au bout d'une année de sa pratique, à une psychothérapie découvrante, comme la pratiquent de nombreux thérapeutes. Notre propre aménagement de la cure de Schultz peut encore être proposé autour de trois points essentiels :

1 / La réaction négative des patients à la répétition des formules et à leur caractère aujourd'hui peu adapté à la psychologie des grandes villes m'a amené à les abandonner en première intention. Une image visuelle et le rappel d'un lieu personnel symbole de calme et tranquillité, permet l'amorce de la séance. Puis le patient se laisse progressivement aller à une minutieuse description anatomique de son corps, et d'une région particulière, par le thérapeute. Il continue lui-même ce travail d'exploration sensorielle. En cas de difficultés de concentration, les formules de Schultz peuvent être alors proposées en expliquant clairement qu'il ne s'agit en rien d'une formule magique de suggestion, mais d'une aide à la focalisation de l'attention. Il en va de même pour l'évocation de la chaleur (soleil, bain chaud). Le sujet en retrouve le souvenir, son corps en retrouve les sensations.

2 / Dans un cadre strictement psychothérapique, les effets les plus profonds de l'état autogène sont utilisés pour permettre la prise de conscience d'une déconnexion motrice et émotionnelle sélective : *verbalisation autogène*, les yeux fermés puis les yeux ouverts.

3 / Une dimension pédagogique me semble toujours nécessaire afin de permettre le *setting multiple* (chap. II.III.5) et la prise de conscience des trois niveaux de la relaxation (chap. III.I). Une ou plusieurs séances seront consacrées à la précision du cadre de la cure et à l'explication de son déroulement.

Dans ce cadre des relaxations apparentées au *training autogène* dites « couvrantes », j'ajouterai la *méthode Vittoz* (1907), antérieure à Schultz, et qui cherche à « renforcer » le contrôle de l'esprit sur le corps par une prise de conscience des actes au quotidien et par de fréquents exercices de concentration sur des images mentales ; la *relaxation progressive* de Jacobson, qui favorise la prise de conscience des groupes musculaires par une alternance d'exercices de contraction et de relâchement, et qui a été très utilisée, dans une forme abrégée, par les premiers comportementalistes (Wolpe) pour la désensibilisation systématique ; la *relaxation statico-dynamique* de Jarreau et Klotz qui emprunte au *training autogène* ses exercices classiques et à Jacobson son caractère dynamique pour une thérapie qui se veut d'orientation analytique ; les techniques instrumentales du *bio-feed-back,* permettant une relaxation « couvrante » car habituellement non verbalisée ; enfin, le cadre « flou » de la musicothérapie rattachée au *training autogène* dont elle s'inspire souvent avec l'écoute d'œuvres musicales, selon la personnalité et l'évolution du patient (Lecourt ; Verdeau-Pailhès ; Guilhot). L'instrumentation de ces deux dernières techniques ne semble pas apporter d'élément spécifique au cadre bien référencé de la relaxation par le *training* de Schultz.

3. **Les relaxations psychothérapiques « découvrantes ».** — Sandor Ferenczi fut le premier psychanalyste intéressé par l'idée de relaxation, ce qui lui valut notamment sa brouille et son éloignement d'avec Freud. Les réflexions de Ferenczi restent aujourd'hui comme un point de départ du courant très fécond des relaxations psychothérapiques. Il part de l'observation suivante : « Avec les progrès de l'analyse, la résolution des tensions mentales pourrait bien entraîner la disparition de la tension physique », pour inverser sa proposition : « J'ai découvert, depuis, l'utilité d'exercices de relaxation dans certains cas ; la relaxation psychique peut contribuer à vaincre les inhibitions psychiques et les résistances dans le travail de l'association » (1925). Cinq ans plus tard, en 1930, dans *Principe de relaxation et néocatharsis*, Ferenczi désire assouplir le cadre analytique et revenir à « la relation intensément émotionnelle, de type hypnotico-suggestif, qui existait entre le médecin et son patient ».

Dans cette filiation des psychanalystes qui bravent le tabou du corps, nous retrouvons Julian de Ajuriaguerra, Jean Bergès et Michel Sapir. La rééducation psychotonique d'Ajuriaguerra proposa dans les années 1950 une écoute analytique du dialogue tonico-émotionnel en relaxation. Les résistances à la détente sont entendues comme des défenses psychologiques. Le travail d'élaboration à partir de ces défenses permet alors la résolution tonique et la relaxation. La méthode d'Ajuriaguerra semble ainsi avoir été historiquement la première psychothérapie analytique en relaxation. Dans cette perspective de l'écoute du corps en relaxation, Jean Bergès et Marika Bounes ont adapté la pratique de la relaxation à l'enfant avec une écoute et des inductions spécifiques. Mais c'est surtout Michel Sapir et son école qui ont permis à la relaxation de prendre un sens psychanalytique original.

La relaxation à inductions variables est ainsi aujourd'hui l'aboutissement le plus complet du *training* de Schultz dans un cadre psychothérapique et avec un protocole très innovant d'activation de la thérapie. Michel Sapir nous en précise les modalités : « Au début de chaque séance se situe l'action, c'est-à-dire l'induction par le thérapeute. L'induction est dite variable car :

« 1 / Elle peut être langagière ou tactile, ou silencieuse selon les séances.

« 2 / Elle n'est jamais la même d'une séance à une autre. La parole et le toucher changent à chaque fois. Cette diversité se fait sur fond de répétition constitué par le rythme même des séances. C'est ce contraste qui me paraît productif. La répétition apporte la sécurité nécessaire, la variabilité, l'étonnement. J'insiste sur ce dernier terme, différent de la surprise. Celle-ci peut figer ou faire fuir, l'étonnement joue sur la dimension temporelle et ouvre bien souvent la porte de l'*insight* » (Sapir, 1995).

Deux principes guident cette induction : la parole du thérapeute est descriptive, elle se rapporte toujours au corps, « qu'il s'agisse du corps entier ou partiel, de sa surface ou de son dedans, d'un corps immobile, ou en mouvement, en situation, à condition de ne jamais déformer la vérité anatomo-physiologique » (Sapir, 1993) ; le second principe est moins explicite : l'induction est faite par le relaxateur à partir de sa propre perception du relaxant, c'est-à-dire que rien n'est préparé à l'avance, rien n'est stéréotypé. Cette permanente interaction dans le cadre de la thérapie entre le relaxateur et le relaxant par l'intermédiaire des inductions, crée les conditions d'un espace de liberté pour la parole.

4. **Les autres méthodes.** — Pour la plupart, elles sont moins codifiées ou font moins l'objet d'un consensus en dehors de leur sphère d'influence.

Deux méthodes, assez répandues, visent à retrouver un équilibre tonico-émotionnel : la *régulation active du tonus musculaire* de Stokvis vise à obtenir le tonus le mieux adapté à chaque sujet par des exercices quotidiens de concentration sur le corps ; l'*eutonie* de Gerda Alexander fait un inventaire du corps tant au plan des postures que du contact, véritable union de soi avec l'environnement.

On peut également mentionner le cadre « flou » des *somato-thérapies* qui se veut rassembler les approches corporelles, quelle qu'en soit la nature ou la philosophie. Cet amalgame hétéroclite n'a qu'un intérêt très relatif en l'absence d'un système rigoureux de références.

Le cadre des relaxations traditionnelles, mystiques et apparentées, présente enfin la grande cohérence de sa validation historique. Le *yoga* en est le pivot central, avec ses cinq compartiments dont le hatha-yoga qui est le plus connu en Occident et a intéressé tous les théoriciens de la relaxation. Son accomplissement comprend huit degrés : 1 / Le réfrènement ; 2 / L'ascèse ; 3 / Les postures ; 4 / Le contrôle de la respiration ; 5 / Le retrait sensoriel ; 6 / L'immobilisation de la pensée et la fixation de l'attention ; 7 / La méditation ; 8 / L'illumination : la pensée s'identifie à son objet. Nous retrouvons dans cette énumération certains stades des relaxations que nous avons évoquées. Par ses postures, ses processus d'attention et de mentalisation, le hatha-yoga permet d'atteindre des états profonds de relaxation et un renforcement de l'équilibre physiologique et psychologique. Un programme adapté avec des exercices biquotidiens de quinze minutes a montré son grand intérêt pour l'équilibre du sujet. Son utilisation dans un cadre psychothérapique a également montré l'accélération du processus évolutif.

La méditation transcendantale constitue une adaptation des méditations traditionnelles, et notamment du mantra-yoga, par son fondateur, Maharishi Mahesh Yogi. Le méditant répète mentalement, deux fois par jour pendant quinze à vingt minutes, le mantra (mot ou suite de sons) qui lui a été révélé par son yogi. Le processus d'attention soutenue sur cette verbalisation intérieure est semblable à celui des autres états de relaxation : retrait du monde, actualisation de soi, état de conscience modifié. La pratique intensive de la méditation au long cours permet enfin des expériences subjectives très particulières : extériorisation de soi, transmutation, lévitation... Enfin, l'une des caractéristiques de la méditation transcendantale est son sens missionnaire de sauveur de l'humanité. Ils prétendent ainsi avoir démontré que la fréquence des crimes, accidents et maladies diminue dans un groupe humain lorsque la proportion des méditants atteint 1 % de la population.

La technique de Benson utilise, quant à elle, les procédés de mentalisation de la méditation. Reprenant la consigne de Vittoz (1907), Benson propose la répétition du mot *one* (un), à la fois court et profondément chargé de sens. Il obtient ainsi des états de relaxation similaires à la méditation.

On peut enfin mentionner la *psycho-intégration* de Pégand qui reprend les expériences traditionnelles des méditations de l'Orient chrétien et propose des exercices de focalisation sensorielle et de respiration rythmée qui sont un puissant activateur de la transe méditative.

Toutes ces techniques, toutes ces méthodes, toutes ces philosophies de vie ont chacune un intérêt, traditionnel et/ou thérapeutique, si l'on respecte le cadre dans lequel elles ont été énoncées et si la seule finalité n'est pas la *nirvanathérapie* dont se défiait déjà Schultz.

III. — **Le déroulement de la cure**

Nous décrirons ici le cadre d'une cure de relaxation dite « thérapeutique », c'est-à-dire en analysant les mécanismes qui participent au processus thérapeutique, spécifique ou non, de la relaxation. Ce « déroulement de la cure » se veut intégratif de la plupart des méthodes de relaxation thérapeutique, qu'elles soient seulement, ou apparemment, physiologiques, dérivées du *training autogène* et des relaxations « couvrantes », qu'il s'agisse de relaxations psychothérapiques ou psychanalytiques, toutes codifiées par rapport à une théorie de référence. Il est cependant important de considérer que tous les déterminants de la cure de relaxation sont en jeu, quelle que soit la méthode, car le processus de relaxation est par essence psychothérapique et que, par ailleurs, les relaxations psychanalytiques, elles-mêmes, comportent une activation physiologique inéluctable.

1. **Le cadre psychothérapique.** — Comme nous l'avons déjà évoqué, toute relaxation est naturellement psychothérapique, de par le cadre dans lequel elle est réalisée, de par la mise en jeu d'affects transférentiels entre relaxant et relaxateur, enfin en raison de

la mobilisation psychique qu'implique toute expérience corporelle. Bien qu'on l'ait souvent oublié, Schultz a toujours revendiqué le *training autogène* comme une psychothérapie : « Notre méthode relève du type des techniques psychothérapeutiques... » (1958), avec une distinction que nous n'exprimerions plus en ces termes : « ... une psychothérapie "mineure" et une psychothérapie "majeure"... Le degré inférieur de notre *training* correspond à la première et le cycle supérieur à la seconde » *(op. cit.)*. Nous parlerions plutôt aujourd'hui de techniques corporelles « couvrantes » (c'est-à-dire visant au contrôle et à la maîtrise des fonctions physiologiques) et « découvrantes » (c'est-à-dire permettant la découverte de soi-même et l'activation psychothérapique). Dans le premier niveau, la psychothérapie n'est pas l'objet direct de la cure, elle préexiste cependant ; dans le second niveau, le travail psychothérapique constitue l'essentiel de la cure de relaxation.

Cette distinction, qui reprenait la classique dichotomie corps-esprit et voulait ainsi orienter les indications (somatiques pour les premières, psychiques pour les secondes), n'a que peu de raisons d'être. Il semble plus légitime d'accepter que toutes ces approches soient psychothérapiques, que les techniques essentiellement centrées sur le corps et l'entraînement somatique soient considérées comme des psychothérapies de type relationnel, de soutien ou d'accompagnement, tandis que les autres, qui « travaillent » le matériel sensoriel du vécu de la relaxation en analysant, ou non, le transfert, soient des relaxations psychothérapiques actives ou psychanalytiques.

Cette dimension implicite, qui n'est pas toujours comprise des patients, doit être clairement explicitée avant le début de la cure. En cela, la relaxation nécessite une attitude pédagogique pour en comprendre la pleine dimension psychosomatique. C'est l'objet des séances préliminaires, deux ou trois séances, qui précisent l'indication de la relaxation, la méthode envisagée, le cadre de la cure, et permettent au patient de comprendre le sens du « travail » qui lui est proposé. A titre d'exemple, voici comment je formulerais cette phase explicative : « Pour dépasser les difficultés que vous vivez, plusieurs approches thérapeutiques peuvent être envisagées. Je vous propose de faire un travail de relaxation qui vous permettra, peut-être plus facilement, de retrouver un équilibre à travers une expérience corporelle appelée *relaxation*. Il s'agit d'une psychothérapie, car on y approche toujours la compréhension de soi-même. »

— *L'orientation, l'engagement.* Indiquée par un autre médecin ou thérapeute qui l'adresse au relaxateur, ou encore par le thérapeute lui-même parmi d'autres alternatives thérapeutiques, la cure de relaxation doit faire l'objet d'une orientation thérapeutique (*voir les indications de la relaxation* : chap. III.II) et d'un choix parmi d'autres thérapies. Trop de patients sont en effet dans des impasses thérapeutiques au long cours car il ne leur a pas été proposé d'alternative à la méthode de leur thérapeute – sphrologie car ils sont allés voir un sophrologue, psychanalyse car ils ont consulté un psychanalyste, *training* de Schultz car ils ont rencontré un relaxateur schultzien... – faute d'explication préliminaire et d'un diagnostic d'orientation en fonction de leur personnalité, du type de trouble qu'ils présentent, mais aussi de leur style de pensée et de leur conception du travail thérapeutique.

Une fois la cure de relaxation indiquée et expliquée, il est important qu'elle soit comprise et acceptée par le patient qui s'y engage alors de façon active. Le thérapeute pourra s'exprimer ainsi : « Le terme *relaxation* a de nombreuses acceptions. Populairement, il évoque la détente. Le moment d'expérience corporelle que vous allez vivre sera peut-être une détente, mais pas obligatoirement... Cela n'est pas important. La relaxation n'est pas directement le *but* de l'approche thérapeutique, elle en est un *moyen*, c'est-à-dire que la détente pourra survenir *de surcroît*, ou plutôt qu'elle sera le résultat du travail psychothérapique. »

Dans ces entretiens préliminaires, plusieurs attitudes du patient pourront être envisagées qui rendent compte de son expérience propre, de ses préjugés, de son anticipation anxieuse. Le thérapeute doit ainsi mettre en place le cadre de la cure dans la confiance et en essayant de lever les *a priori*. Pour certains qui ont déjà suivi une psychothérapie, et pour qui l'idée de relaxation peut paraître « simpliste » ou éludant la verbalisation, il est important d'expliquer les multiples dimensions de la cure de relaxation (chap. III.I) et éventuellement de commencer en face à face par une psychothérapie verbale qui sera suivie, ou non, d'une cure de relaxation.

La résistance de ces patients à l'idée de la relaxation est souvent exprimée ainsi : « J'ai besoin de parler, pas de me détendre... Besoin de vous voir et que vous me compreniez... Je ne peux parler en fermant les yeux. » L'anticipation de la fermeture des yeux et de la position allongée est un premier mécanisme de défense.

D'autres, qui auront déjà pratiqué une relaxation, auront souvent beaucoup de difficultés à ne pas vivre à l'avance les mêmes sensations et à ne pas investir le thérapeute du même rôle que le premier relaxateur qu'ils ont rencontré. Certains entreront ainsi très rapidement dans un état hypnoïde, d'autres répéteront les défenses qu'ils ont toujours vécues : « Je vous l'avais bien dit, ça ne marche pas... Ça n'a jamais marché. »

D'autres enfin attendent du thérapeute l'aide d'un médecin qui leur procure un soutien et leur offre la « solution » tant attendue. Ils nécessitent, plus que tous, l'attention pédagogique du relaxateur dans les premières séances pour éviter l'impasse de l'incompréhension thérapeutique : « Il est parfois difficile de comprendre la démarche psychothérapique surtout quand le thérapeute, le relaxateur, est un médecin, car on a l'habitude d'énoncer des symptômes à un médecin qui, en retour, prescrit une médication censée guérir ces symptômes. Certains patients livrent ainsi leur souffrance au thérapeute et en attendent passivement une guérison. La démarche psychothérapique est, paradoxalement, à l'inverse de la démarche médicale, puisque c'est votre participation active en présence du thérapeute qui permet l'évolution thérapeutique. Il est en quelque sorte le catalyseur de l'élaboration du sujet face à lui-même. Ce rôle réflexif, c'est-à-dire favorisant la réflexion, apparaît très clairement dans la cure de relaxation où le thérapeute inducteur a la fonction d'un miroir sélectif vous renvoyant à une réflexion symbolique. »

Dans le cycle inférieur de Schultz, que l'on a parfois appelé le *training* « sec », relaxation purement somatique disent certains, ou dans les approches dites « physiologiques » de la relaxation, la relation thérapeutique peut emprunter un mode didactique avec une relation de type maître à élève, consistant en un apprentissage technique qui s'apparente plus au contrôle et à la maîtrise des pulsions qu'au *lâcher prise* de la relaxation (chap. II.III.4). Dans les relaxations hypnotiques enfin, le thérapeute est surinvesti d'un rôle pédagogique qui rend parfois difficile l'autonomie du sujet.

— *Le cadre.* Toujours lors des entretiens préalables, le relaxateur définit le cadre de la thérapie. C'est tout d'abord un lieu, son cabinet, une pièce calme, avec ses particularités qui deviendront bientôt familières au patient et participeront à l'accomplissement de la cure, le mobilier choisi par le relaxateur : un divan confortable, un ou plusieurs fauteuils, souvent un bureau. Le cadre, c'est ensuite du temps, un horaire qui appartient au relaxant et qui, par sa régularité le plus souvent hebdomadaire, instaure la relation thérapeutique.

Schultz insistait beaucoup sur la notion de confort

matériel et sensoriel pour induire la relaxation. La reproduction régulière d'un cadre, précisé à l'avance, est certainement un facteur essentiel à l'intériorisation et donc à l'introspection : « Comme pour toute méthode psychothérapique répétitive, faut-il le rappeler, il importe que le cadre reste fixe. Cette contrainte donne une sécurité indispensable pour le libre déroulement de l'activité fantasmatique » (Sapir, 1993).

Sont encore précisés le déroulement des séances – verbalisation avant ou après la relaxation –, la nature des inductions, des consignes éventuelles d'exercices chez soi – quotidiens, aléatoires...

La cure peut maintenant commencer, les conditions en sont fixées à l'avance.

— *La relation patient-thérapeute.* Pierre Geissmann et Robert Durand de Bousingen (*in* Schultz, 1974) insistent sur la nécessaire qualité de la relation duelle en relaxation : « La réussite d'un entraînement autogène dépend étroitement de la personnalité du médecin et du contrôle correct de sa relation personnelle avec son malade. » Schultz lui-même, qui semblait accorder une prééminence à l'aspect psychophysiologique de la détente, était tout autant attentif à la relation psychologique et avait remarqué que certains n'obtenaient que des résultats médiocres ou des échecs tandis que d'autres « utilisant mieux la relation psychologique » semblaient obtenir d'excellents résultats. La formation personnelle du thérapeute et son intelligence de la relation sont des facteurs essentiels pour lui permettre de prendre en charge des patients.

Certaines particularités de cette relation sont cependant spécifiques de la cure de relaxation, notamment du fait de son caractère évolutif qui nécessite des attitudes successives, plastiques, modulables, et qui favorise, par exemple, le *setting multiple* (chap. II . III . 5). La consigne initiale de l'apprentissage d'une technique ou de se laisser aller à ressentir des inductions, nécessite un premier temps pédagogique qu'il faut savoir très vite alléger pour permettre la progressive autonomie du patient tant dans l'acquisition technique (dans les relaxations couvrantes) que dans la thérapie. Selon son orientation, l'attitude du thérapeute pourra alors être seulement bienveillante, attentive et très peu interventionniste (dans les relaxations psychanalytiques) ou plus injonctive, voire indicative (dans les relaxations de déconditionnement).

Mais l'expérience très particulière de modification de l'état de conscience en présence d'un tiers (le thérapeute) nécessite une attitude très prudente dans l'intervention et l'interprétation, et surtout une formation personnelle très approfondie à la relaxation et à sa verbalisation. La présence du thérapeute est essentielle, elle est encore « présence imaginaire » lors des séances que le patient pratique seul, en dehors de son cabinet. C'est l'une des raisons qui a fait tout particulièrement se développer la relaxation dans le mouvement de réflexion sur la relation médecin-malade (Balint) et dans les groupes de formation à la fonction soignante (Sapir).

— *Le transfert.* L'installation du transfert en relaxation est souvent rapide, parfois intense dès les premières séances, ce qui nous incite à nous interroger sur la nature de ce transfert, car s'il est certain que le mouvement « affectif » qui se développe entre patient et thérapeute est indispensable à l'accomplissement de la cure et à l'autonomisation du patient, c'est également lui qui est responsable des échecs, des impasses et des dépendances au long cours lorsqu'il est ignoré, nié ou utilisé pour renforcer cette dépendance. Car l'accomplissement de la cure n'est nullement conditionné par la réussite de l'exercice et l'obtention d'un état profond de relaxation – c'est une fréquente illusion qui fait à certains patients ne pas comprendre qu'ils ne soient pas « guéris », et que se poursuive leur mal-être, alors qu'ils y « arrivent » bien –, cet accomplissement est au contraire réalisé par l'autonomisation de la personne et la rupture du lien thérapeutique. « La guérison, disait Michael Balint, c'est le retour à l'autonomie. » La relaxation et son lien thérapeutique n'auront été qu'un temps dans le parcours de vie et la réalisation du sujet. La dépendance à un thérapeute ou à une technique nécessitant la poursuite régulière de l'entraînement est souvent le signe d'un échec de la cure et d'un évitement de la dimension psychologique de cette approche, apparemment somatique.

« Le terme *transfert* est emprunté au langage courant. Il décrit un phénomène toujours actif dans les relations entre humains : "être pris pour un autre", et signale d'emblée le déplacement de destinataire, le décalage temporel et les modifications subies lors d'un tel mouvement » (Tamet, 1997). Contrairement à une opinion largement répandue, le transfert n'existe pas qu'en psychanalyse, mais dans toute relation humaine. En raison de sa haute valeur symbolique et projective, il est cependant nécessaire qu'il soit compris et reconnu par tout thérapeute, médecin, relaxateur. Il y a du transfert dans une simple relation médicale, il y a du transfert dans la médiation sophronique, même si le sophrologue dit ne pas se placer sur un plan psychologique, il y a du transfert entre le yogi et son élève, il y a du transfert dans toute cure de relaxation, qu'elle soit kinésithérapique, traditionnelle ou psychothérapique.

La question essentielle est de savoir ce qui est transféré, pourquoi, à qui, ce que l'on en fait et à quoi cela sert. La construction symbolique des humains les a dotés de représentations internes qui sont « contenues » dans ce que nous nommons l'inconscient et qui sont sollicitées en permanence par des rencontres présentes qui « rappellent » ces représentations archaïques dont nous sommes faits. C'est cette correspondance dans la relation à deux que l'on nomme *transfert*. La personne du thérapeute « actualise » une problématique « oubliée », souvent liée à une figure de l'enfance chargée d'affects, positifs ou négatifs. Cette « méprise » (« être pris pour un autre ») peut ainsi permettre de comprendre une part des relations difficiles ou conflictuelles que le sujet entretient avec les autres par « répétition » d'une problématique personnelle, un peu comme un enfant redemanderait sans cesse quelque chose qu'il n'aurait pas obtenu.

Quelques particularités vont moduler ce transfert dans la cure de relaxation. La répétition des formules du *training* de Schultz, lorsqu'elle est acceptée, peut donner au thérapeute un statut surmoïque – position parentale intériorisée – qui sera parfois un frein à la thérapie, selon la personnalité du patient. Si ce rôle est accepté par le thérapeute, et que le patient se soumet à cette autorité illusoire, la cure risque de s'éterniser dans l'attente passive qu'une solution vienne du parent-thérapeute. Toutes les méthodes fondées sur la relation maître-élève et délivrant un savoir dispensé par le relaxateur peuvent être investies de cette dimension surmoïque. Il est alors nécessaire d'analyser cette relation et de permettre le relâchement du lien de dépendance.

La régression induite par l'état de relaxation et la répétition rythmique d'une consigne (tant dans le *training autogène* que le mantra-yoga) favorise l'établissement d'un transfert maternel que renforce encore la position du thérapeute, assis près du patient allongé, rappel possible d'un vécu maternel dans l'enfance. Il est souvent formulé de la sorte et constitue un moteur de la cure.

Michel Sapir nous précise très justement, lors des inductions, comment, « selon la nature de la relation transférentielle, les paroles elles-mêmes n'ont pas un sens univoque. Il en va ainsi du mot *mollesse* ou *passivité* ou *inertie* ou *chaleur* ou *sang circulant*, etc. (...). Qu'est-ce qui en atteint le corps de l'autre ? La réponse n'est jamais nulle, quelle que soit la part du hasard, et jamais univoque » (*op. cit.*, 1993). C'est ainsi la nature de la relation transférentielle qui va donner sens à la cure plus que l'intentionnalité du thérapeute.

Sapir est enfin l'un des rares auteurs à avoir ouvertement posé la question de la nature du transfert, à partir de l'expérience de relaxation. Est-il si différent de la suggestion ou de la transe hypnotique ? Freud lui-même, et Ferenczi qui s'est fortement intéressé à la relaxation, pensaient qu'il existait une part d'hypnose dans le transfert, dans le cadre de la psychanalyse. La logique de notre classification des états de relaxation, en plus ou moins hypnotiques, semble suivre la même constatation qu'il y a toujours un peu d'hypnose, même dans la cure la plus psychanalytique. N'est-ce pas cela que l'on appelle *le transfert* ?

2. **Le relaxateur.** — En face du patient, le relaxateur a une histoire, une formation, il vit et réagit aux moments de la cure par sa présence, son absence, sa voix, son toucher...

— *La formation.* Si l'on considère encore une fois l'ensemble des relaxations, le relaxateur est de formations très variées, avec souvent des références personnelles ou propres au groupe dans lequel il a été formé.

En ce qui concerne les relaxations thérapeutiques, le relaxateur est en général psychothérapeute, parfois psychanalyste, il est souvent médecin, souvent psychiatre, et a suivi une formation spécifique à la relaxation puis un contrôle de sa pratique. Ce n'est que dans ces conditions qu'il peut prendre en charge des patients pour des indications dont il connaît le sens et la portée clinique. Car il est aujourd'hui très dommageable, devant la forte demande et une sorte de « marché » du stress et de la détente, que le statut de relaxateur ne soit nullement réglementé et que certaines pseudo-écoles (psychorelaxation, sophrologie, musicothérapie...) donnent l'illusion de former des thérapeutes en quelques jours, quelques mois, quelques week-ends ! Comme pour toutes thérapies, la relaxation nécessite un parcours de vie, un regard intérieur, une longue formation à soi-même qui ne dépendent nullement d'un diplôme ou de l'acquisition de connaissances. Quelle que soit la méthode de relaxation, il est d'excellents thérapeutes qui en ont la capacité, la formation et la personnalité. L'un des critères essentiels retenus par l'école de Michel Sapir pour accepter quelqu'un en formation de relaxation est le suivant : « *Nous ne pouvons former à cette relation que les membres de la fonction soignante*, c'est-à-dire ceux qui disposent d'un savoir clinique et d'un métier les mettant en relation avec le patient » (Sapir, 1993). Cette condition qui pourrait sembler discriminatoire n'est pas anodine, elle dit bien la profonde dimension thérapeutique de la relaxation et la nécessité de l'expérience clinique pour prendre en charge un patient.

— *La position.* Dans la plupart des techniques, le relaxateur est à côté du relaxant, le plus souvent assis, parfois debout, circulant au sein du groupe de relaxation (Reverchon), quelquefois plus éloigné. Dans la pratique des inductions variables, la position du thérapeute peut être un facteur d'induction dans la mesure où l'expérience de relaxation sera vécue de façon très différente, à proximité et à distance. Au début de la relaxation, certains patients peuvent vivre difficilement cette présence proche de leur corps allongé et il peut paraître nécessaire que le thérapeute s'éloigne pour permettre l'établissement de la relation de confiance. D'autres vivront mal l'éloignement qui sera parfois l'occasion du rappel d'une angoisse infantile. L'absence du thérapeute, qui quitte la pièce en cours de séance, peut également devenir un activateur de la cure : « J'ai eu très froid, j'ai eu très peur... Il ne faut pas me laisser seul comme ça... Ça m'a rappelé... » La vie est faite de proximités et d'éloignements, d'attachements et d'abandons, la relaxation peut ainsi permettre d'en comprendre la dimension symbolique, entre présence et absence. Yves Ranty parle de cette expérience qu'il qualifie de « seul dans la pièce », comme d'une étape dans l'autonomisation du patient et le détachement des inductions du thérapeute *(op. cit.)*.

— *La vue.* Le relaxateur est un observateur, réel ou supposé pour le relaxant, attentif et minutieux pour lui-même. Le sens de l'observation peut s'affiner, nous dit Martine Decourt-Estèbe : « Là où tendu, on "ne voyait rien", on devient sensible, réceptif à des modifications du grain de la peau, des plis de la bouche du patient, à la singularité d'une odeur, à la modulation d'un soupir, à l'ampleur d'une respiration, à un état de détente qui s'instaure progressivement. L'attention n'est pas uniforme. Vivante, elle fluctue, plus ou moins tendue ou flottante » (*in* Marvaud, 1995). Pendant le « temps » de relaxation, s'instaure un dialogue en deçà du langage, tonico-émotionnel, intuitif et sensible, auquel nous ne sommes pas accoutumés ni préparés. L'expérience du thérapeute le rend particulièrement attentif à l'intériorisation silencieuse de son patient. En retour, la présence du thérapeute est perçue dans un signe, un souffle, un mouvement imperceptible qui alimente la relation transférentielle. Sans un mot, l'interaction est constante, elle est une rencontre de sensibilité à sensibilité, d'inconscient à inconscient, ont pu dire certains. C'est l'une des caractéristiques de la relaxation, dans le temps de l'expérience corporelle, de développer une intuitivité de la relation à l'autre, de permettre ce dialogue émotionnel en deçà du langage et d'« observer ce qui advient en soi » (Decourt-Estèbe, *op. cit.*).

— *La voix.* Quelle que soit la technique d'induction, ou de non-induction, la voix du relaxateur revêt une grande importance. Le ton de la suggestion hypnotique, tout d'abord, comporte plusieurs caractéristiques : le registre des sons utilise préférentiellement les basses fréquences, la cadence est lente, les syllabes sont détachées, la voix grave souvent monocorde, rythmée par la respiration du patient, elle est injonctive, directe, parfois impérative, presque ininterrompue, elle accompagne sans interruption l'approfondissement de l'état hypnotique, elle occupe toute l'attention, permet les dissociations de la conscience et favorise les modifications sensorielles. Même si certains s'en défendent, cette voix hypnotique reste le modèle initial, le prototype de la voix de tous les relaxateurs. Certains le savent et élaborent un modèle personnel qui se situe plus ou moins loin de l'hypnose. Avec Freud, la psychanalyse a clairement cherché à se situer le plus loin possible de l'hypnose et ainsi prôné la parole la plus neutre possible, peu interventionniste, voire silencieuse. Michel Sapir reconnaît quant à lui que la voix la moins interventionniste reste néanmoins chargée de suggestion (Sapir, 1993).

Si les relaxations psychothérapiques cherchent ainsi à favoriser le ton naturel de la voix et, à travers lui, la personnalité du thérapeute, les relaxations hypnotiques utilisent certaines modifications du ton de la voix, en débutant par exemple la séance avec la tonalité naturelle du relaxateur pour progressivement adopter un registre différent, plus lent, plus grave, doux et monocorde, favorisant la régression, proche de ce que les médecins grecs appelaient le *terpnos logos*, la parole active sur l'humeur (thymie), ou de ce que la sophrologie nomme « voix sophronique ». Bien que souvent moins prononcée, cette modulation intervient naturellement chez tous les relaxateurs puisqu'ils passent en quelques minutes du rythme et du ton de l'activité quotidienne à la relation particulière avec un sujet en déconnexion sensorielle dans le calme et l'intimité de la séance.

« En général nous parlons d'une voix douce, égale, lente. Pourquoi tant de prudence ? », interrogent François Reverchon et Monique Meyer (1985). Notre but est certainement d' « apprivoiser » le relaxant, de « tempérer l'angoisse » que crée et ressent le relaxateur, poursuivent-ils. Ils suggèrent alors d'alterner cette voix douce avec un ton impersonnel, ou encore plus injonctif, selon la façon dont le thérapeute ressent la séance. Le ton de la voix devient une modalité de l'induction et participe à sa variabilité. La parole du thérapeute est ainsi une invitation à « re-sentir », un accompagnement du corps dans sa quête du retour des sensations, c'est-à-dire dans sa recherche des sensations oubliées. Elle est un lieu du domaine de l'intime qui emprunte au thérapeute et qui emprunte au relaxant : « Modulée par les cordes vocales et amplifiée par les cavités résonatrices du visage, elle vient des profondeurs du corps du thérapeute, elle est le point de rencontre entre ce qui vient du corps et ce qui vient de la tête » (Kepès et Brenot, 1998).

Michel Sapir insiste encore sur cette dimension intime et charnelle de la parole du relaxateur qui interagit avec le corps du relaxant : « Elle entre dans le corps de l'autre, elle dépasse son enveloppe, s'introduit à l'intérieur, touche à ses fonctions vitales, à son dedans le plus intime » (*op. cit.*, 1993). Par sa charge émotive, par sa valeur projective, par le message qu'elle porte, la parole touche le relaxant au plus profond de son être. Elle est une « création » du thérapeute.

La voix du relaxateur est ainsi l'un des paramètres les plus importants mais aussi les plus « mystérieux » de l'induction en relaxation. Cette dimension pourra paraître suffisamment « magique » à certains pour qu'ils lui confèrent tout le pouvoir d'induction et utilisent des cassettes enregistrées de la voix du thérapeute en lieu et place de sa présence et de la réalité de la relation thérapeutique. C'est cette même illusion qui anime certains patients à solliciter l'enregistrement d'une séance afin de « se la repasser à la maison ». Cette apparente facilitation est en réalité un frein à l'évolution personnelle, au travail sur soi et à l'autonomisation.

Le silence qui suit la parole est encore une parole. Il est une invitation à l'écoute intérieure, à l'association de la voix qui fait entendre son écho et aux sensations que réveille le souvenir. Le silence de la séance est un lieu d'élaboration de soi-même, un laboratoire intérieur qui permet l'association des affects et des percepts.

— *Le toucher.* Allongé, les yeux fermés, le relaxant ne perçoit essentiellement que deux modalités sensorielles : des sons, et en premier lieu la voix du thérapeute ; des perceptions tactiles, le « contrôle » ou le toucher du thérapeute. Dans la forme initiale du *training autogène,* Schultz préconisait de « contrôler » « le résultat physiologique de l'expérimentation de sensation de pesanteur par l'appréciation tactile du tonus de l'ensemble de la musculature du bras utilisé y compris les muscles de l'épaule et de la nuque » (1958). Le contrôle physiologique très précis des bras, puis des jambes, était destiné à faciliter la prise de conscience de la sensation de pesanteur et à approfondir la concentration mentale. On peut aussi rappeler que cette indication de Schultz s'accompagnait d'une manœuvre classique de l'hypnose destinée à induire la déconnexion sensorielle : « Si nous lâchons brusquement le bras, il retombe, en cas de décontraction, sans aucune résistance, en suivant la pesanteur. » Selon l'orientation du thérapeute, selon son choix dans la progression de la relaxation, ce contrôle sera maintenu tel quel, sera plus discret, ou encore sera absent dans la cure à inductions variables qui lui substituera l'induction du toucher.

Dans de nombreuses techniques traditionnelles ou orientées vers la mentalisation, le corps du relaxant n'est pas touché par le corps du relaxateur. Seule la voix et la parole sont un canal de communication. Par contre, et souvent sur le modèle de Schultz et de ses variantes, la plupart des relaxations thérapeutiques utilisent le contrôle ou le toucher, qui peuvent apparaître comme une intrusion dans le processus d'intériorisation, comme une effraction corporelle qui touche le corps imaginaire du relaxant. Ce contact n'est là que pour rappeler le cadre dans lequel se trouve le relaxant et, en quelque sorte, le travail relationnel qui s'y fait. Si le contrôle du *training autogène* permet au relaxateur d'apprécier le niveau de la détente, il ne sera pas communiqué au patient et ne servira nullement à « normaliser » la relaxation par une évaluation extérieure mais aidera plutôt le relaxant à fantasmer la perception du relaxateur.

Avec la relaxation à inductions variables, le toucher du thérapeute prend une tout autre dimension, il est une parole, il est une émotion, il est un échange au plus intime entre relaxateur et relaxant : « Il permet au relaxant et au relaxateur un considérable élargissement de leurs éprouvés corporels au contact du corps de l'autre » (Reverchon et Meyer, 1985). Cela n'ayant de sens que dans un cadre psychothérapique permettant l'association d'idées et l'élaboration à partir de l'éprouvé sensoriel de la séance.

Le fait pour le thérapeute de toucher le corps du relaxant a longtemps exclu, pour certains, les relaxations du champ des psychothérapies. Cet « agir » du thérapeute se heurtait à l'un des grands principes de la psychanalyse orthodoxe : l'interdit du toucher du corps du patient par l'analyste. Il faut ici rendre hommage à l'école de Michel Sapir, notamment avec René Philibert et François Reverchon, pour avoir osé braver ce tabou et montré l'intérêt de cet « agir » sur le corps du patient dans un cadre psychothérapique et psychanalytique. Cela n'est pas sans nécessiter une solide formation du thérapeute et une pleine conscience du contre-transfert *(voir plus bas)*. Car ce toucher engage le désir du thérapeute devant le corps du relaxant. Et s'il concerne les deux « partenaires », ce toucher comporte une inégalité : il est asymétrique, car seul le relaxateur touche, tandis que le patient « ressent ». Il est alors nécessaire pour le thérapeute d'être vigilant et attentif à ses pulsions contre-transférentielles : « C'est à ce prix que le toucher est effectivement un *agir* (significatif) et non un passage à l'acte, et que peut se soutenir le projet d'une thérapie active » (Reverchon et Meyer, *op. cit.*).

— *Le contre-transfert.* Le corps du thérapeute est lui-même engagé dans cette relaxation, bien qu'il n'en réalise apparemment pas l'expérience, engagé dans ses affects, dans ses pulsions, dans ses investissements érotiques. « Son corps accepte donc le désir de l'autre, nous précise Jean Marvaud. Le corps "souffrant" du relaxant est entendu par le corps "sain" du relaxateur (...), l'écoute du thérapeute l'est aussi à travers son corps » (*in* Hissard, 1988).

L'interaction des deux corps est constante dans la réalité du contrôle, ou du toucher, mais aussi dans le fantasme qui alimente la thérapie par les images archaïques ou érotiques qu'elles activent. Il est particulièrement important que le thérapeute puisse alors percevoir en lui ces pulsions affectives contre-transférentielles et en tienne compte dans sa relation avec le patient. Formé sur le modèle de *transfert*, le terme *contre-transfert* désigne l'ensemble des réactions suscitées chez le thérapeute par la présence, le discours et les « actes » du patient. Il est à la fois fait des propres fantasmes du thérapeute mais également de la résonance intérieure que lui évoque son histoire ou ses réactions, ce qui en fait un outil précieux dans l'avancée de la cure, « car le psychanalyste sent, attend, s'impatiente, se réjouit, s'ennuie... » (Reverchon et Meyer, *op. cit.*).

Le relaxateur vit ainsi dans ses pulsions, dans ses affects, dans les associations d'idées qui accompagnent celles du patient mais ne doivent pas venir interférer par une dimension projective et des identifications qui n'appartiendraient qu'au thérapeute. Le contre-transfert revêt cependant ici certaines particularités dues aux modalités de la cure, au corps allongé en relaxation et aux modifications cénesthésiques du patient. La perception de l'abandon et de la passivité du corps du patient peut par exemple évoquer chez le thérapeute des pulsions libidinales mais aussi de l'agressivité. Pour combattre ces pulsions mal contrôlées, certains thérapeutes peuvent alors se « réfugier » dans la technique, exigeant du patient une obéissance absolue à leurs consignes sur le modèle de leur propre corps qu'ils tentent de maîtriser. Mais la relaxation ne peut jamais se réduire à un simple entraînement technique et son enseignement est, au contraire de la maîtrise, un apprentissage du « lâcher prise » *(voir plus loin)*. La nécessaire analyse du contre-transfert permet au thérapeute d'accroître sa liberté d'intervention et d'interaction.

3. **Les activations.** — Selon l'orientation qu'il prend, le relaxateur impose, propose ou suggère des exercices, des consignes ou des inductions. La relaxation est ainsi une « thérapie active » au sens de Ferenczi qui s'opposait en cela à la position de neutralité stricte de certains analystes s'interdisant toute intervention envers le patient. Cette activation de la cure est destinée à produire du ressenti, de l'éprouvé, des affects, et à susciter des associations libres pour nourrir le travail psychothérapique. Car le fait de décrire le vécu de la relaxation rencontre moins de résistance que le travail verbal en face à face. Il faut ensuite que ce vécu devienne un matériel pour la thérapie et puisse être élaboré.

— *Les inductions.* Sous ce terme nous entendrons toutes les injonctions : par le toucher, par la voix, par le silence, que le relaxateur propose au relaxant, dans le cadre très varié des différentes méthodes de relaxation, en essayant toujours de suivre ce chemin du plus au moins hypnotique.

Si l'induction de l'hypnose se fait classiquement par des formules qui peuvent paraître magiques et caricaturales : « Dormez, je le veux... Vous oublierez tout ce qui vient de se passer », la finesse et l'inventivité des formulations de l'hypnose ericksonienne ne sont pas sans rappeler le travail associatif des inductions variables : « Votre corps abandonné peut-il percevoir le contact si confortable avec le fauteuil... et il n'est pas impossible que vous puissiez vous rappeler d'événements que vous aviez oubliés... » L'accompagnement ericksonien utilise ainsi des représentations internes au relaxant, en tentant d'être aussi peu interventionniste que possible sur leur contenu : « Vous poursuivez cette évocation si personnelle... tandis que reviennent toutes les sensations qui vous en rappellent le souvenir, l'atmosphère... et que, dans le même temps, votre corps si confortablement installé sur ce fauteuil peut s'abandonner à la détente. »

La programmation rigoureuse de la sophrologie utilise, quant à elle, un discours codifié qui s'est cependant personnalisé suivant les thérapeutes : « Installons-nous le mieux possible, allongé ou même assis, nous desserrons les vêtements et, très tranquillement, nous allons relâcher lentement les tensions évidentes... Très tranquillement vous allez vous laisser envahir par cette détente, ce calme, et vous concentrer de manière très douce, très progressive, sur votre visage... Vous avez conscience de la détente de votre front qui devient plus lisse, se décrispe... Vous prenez conscience de la détente des paupières... Les paupières deviennent progressivement plus lourdes... Tout se passe sans effort, simplement en prenant conscience... » (Ledroit, 1997). L'induction du relâchement corporel utilise également le rythme respiratoire pour accompagner la désafférentation sensorielle : « ... et, spontanément, notre respiration devient plus calme, plus profonde... A chaque expiration, par paliers successifs, nous descendons plus profondément dans notre état de relaxation, comme si nous plongions au bord du sommeil... état dans lequel nous pouvons activer la confiance en nous-mêmes, l'harmonie du corps et de l'esprit... et notre capacité d'enthousiasme... » (Ledroit, *op. cit.*).

Pour réduire l'influence du thérapeute, Schultz invitait le relaxant « à se pénétrer de la formule » et « à la rendre aussi “présente” que possible » par sa répétition mentale lente et régulière. « Au début des exercices, le contenu de la formule est vécu avec une certaine distance comme “mot”, comme “pensée”, comme “signification” ; par la suite en réalisant notre formule d'une manière toujours plus intense, elle gagne de plus en plus en richesse et en plénitude » (Schultz, 1958). Il s'agit pour Schultz de ne travailler qu'avec la « concentration mentale » sur les formules spécifiques de l'induction au calme : « Je suis tout à fait calme », puis de la pesanteur : « Mon bras droit est très lourd », enfin de la chaleur : « Mon corps est très chaud. » Contre les critiques de la ressemblance de cette technique avec la méthode Coué, Schultz indique bien qu'il s'agit d'une progression et d'une alternance dans le jeu des formules du *training autogène.* Il ajoute un élément essentiel, mais souvent « oublié », de sa méthode, la distinction de différents types de patients selon leur mode sensoriel : à prédominance visuelle (qu'il estime à 40 % des sujets), visuo-acoustique (60 %). L'abandon de cette typologie peut expliquer pour une part les échecs dus à une mauvaise acceptation des formules du *training.* A la place de la formule du « calme », l'évocation d'une image, du rappel d'un souvenir personnel associé à l'idée de calme (un paysage de montagne, la mer, la forêt...) peut chez certains sujets lever la résistance et permettre d'accéder à cette induction.

Dans la cure classique du *training autogène,* les formules sont stéréotypées et progressives. A la suite du calme, de la pesanteur et de la chaleur, vient une attention spécifique sur le rythme cardiaque : « Mon cœur bat calme et fort », sur le rythme respiratoire : « Ma respiration est tout à fait calme », sur le plexus solaire et l'abdomen : « Mon plexus (mon ventre) est très agréablement chaud », enfin sur le front : « Mon front est très frais. » Nous avons déjà évoqué le remaniement ou l'adaptation de cette cure type par des thérapeutes de différentes sensibilités. Viennent enfin les formules dites « organo-spécifiques » de Luthe, destinées à renforcer les effets des exercices standard en fonction de pathologies ou de problématiques spécifiques. Par exemple dans des cas de rhinite : « Mon nez est frais », d'énurésie : « Ma vessie est chaude », de traumatisme cervical : « Mon cou est agréablement chaud. » Enfin, les « formules intentionnelles » qui veulent avoir le rôle d'un soutien psychothérapique, par exemple pour accentuer une tendance comportementale : « Je suis maintenant fatigué et j'ai envie de dormir », « Je sais que d'autres boivent, mais l'alcool m'est indifférent. » Ces formules qui peuvent nous paraître « simplistes » relèvent tout simplement de la tradition de l'hypnose et sont calquées sur les formules de suggestion post-hypnotique. On sait dans quelle mesure cela n'a pas d'impact thérapeutique à long terme.

La critique des formules dites « spécifiques » est facile aujourd'hui où les mentalités ont tout de même beaucoup évolué et où la théorisation et la formation des thérapeutes ne peut s'accommoder de raisonnements trop simples. Mais il est tout de même bon d'insister sur ce point, car cette méthode existe toujours dans les manuels, et certains relaxateurs pratiquent encore de telles formulations. Schultz proposait ainsi à l'artiste introverti des formules du type : « Je suis dans l'art », « Je vis dans l'œuvre », à l'extraverti : « Le public est tout oreilles », au dépressif : « Je vois le bon côté de la vie et je suis heureux de vivre », à l'indécis : « Je décide moi-même. » Durand de Bousingen (1971) proposait également des formules « neutres » pour susciter l'abstinence : « Fumer m'est indifférent », des formules de renforcement pour augmenter une motivation : « Tête calme et vide » ou encore des pseudo-résolutions mentales dans les comportements compulsifs : « Je sais que j'éviterai de... » ou de dépendance toxique : « Je peux facilement me passer de médicaments. »

Ces formules toutes faites qui sont aujourd'hui abandonnées ne diminuent en rien le très grand intérêt du cycle qui les rend très attractives, il faut rappeler que cette utilisation des formules autosuggestives nécessite un certain abandon de l'esprit critique et souvent l'acception passive d'un ordre surmoïque qui devient un niveau supplémentaire de défense, à l'opposé des stratégies modernes d'autonomisation du sujet.

Dans la relaxation à inductions variables de Michel Sapir, les formules de Schultz sont abandonnées, bien qu'elles apparaissent en filigrane car tous les thérapeutes ont été formés initialement au *training autogène*. Le rôle de l'induction n'est pas le même, aucune répétition idéique n'est demandée, la seule proposition est de s'abandonner aux inductions du thérapeute, comme par exemple ici Monique Meyer : « Le bout des doigts ou le dos de la main sentent la moquette, sa texture... l'appui du coude... les deux épaules sont comme attirées vers le sol... Le relâchement des muscles tout autour des épaules les laisse descendre au sol. Contact des omoplates aussi... derrière et de toute la surface du dos... contact des fesses... des cuisses... des mollets... des talons... » (Reverchon et Meyer, *op. cit.*). Contrairement au *training autogène*, l'induction change d'une séance à l'autre, elle n'est jamais la même, son contenu concerne toujours le corps, il est fait de ce que perçoit ou ressent le thérapeute.

L'originalité et la grande inventivité de la relaxation à inductions variables réside dans la liberté du thérapeute à laquelle répond progressivement le patient qui découvre sa propre liberté d'être : « Mais qu'est-ce qui fait naître l'induction variable ? Est-elle préparée, étudiée ? Est-elle au contraire le fruit de l'humeur du relaxateur ? De son « vécu » immédiat ou de sa personnalité ? La réponse ne peut être univoque. Il est certain qu'une induction régulièrement préparée ne fait pas partie de notre méthode » (Sapir, *in* Marvaud, 1995).

L'induction est aussi somesthésique par l'intermédiaire du toucher, également variable d'une séance à l'autre, « tantôt invasif, long, insistant et tantôt bref, comme nominatif : tantôt insinuant et érotique et tantôt infantilisant ; tantôt précis et méthodique (...) Toutes les variations sont permises. » (Sapir, 1993). La parole et le toucher alternent, se suivent, se précèdent, et contribuent ainsi à la constitution du lien thérapeutique.

On doit enfin mentionner les stratégies mentales du déconditionnement systématique de Wolpe (chap. III.I.3) qui empruntent l'état autogène de la relaxation, quelle qu'en soit la méthode, pour désensibiliser le vécu des situations anxiogènes. Il s'agit de schémas comportementaux élaborés avec le patient et que le thérapeute propose de vivre en imagination : « Je vous propose maintenant de vivre une situation fictive, qui ne se réalisera peut-être jamais, mais que vous abandonnerez si vous ressentez la moindre gêne, pour alors revenir à la relaxation... Vous vous voyez vous-même dans une salle de réunion dont vous êtes le leader... Vous êtes profondément surpris(e) de votre aisance... » Le travail progressif sur des représentations qui peuvent susciter des défenses, des tensions est suivi d'une habituation et d'une extinction de l'anxiété liée à la situation, et constitue un complément très appréciable de la thérapie. Il nécessite un bon niveau de relaxation et des inductions très adaptées au patient.

4. **Le relaxant.** — Le déroulement de la cure emprunte deux chemins distincts pour le relaxant. Dans

les techniques « couvrantes », les premiers mois d'exercices doivent permettre « l'acquisition parfaite de la possibilité d'autodécontraction concentrative », selon les propres mots de Schultz, « ce qui n'est possible que par des exercices systématiques et par l'exécution précise des consignes » *(op. cit.)*. Un travail psychothérapique secondaire (Ranty) ou de déconditionnement pourra lui faire suite. Dans les techniques « découvrantes », la relaxation ne constitue pas « le but ultime et unique de la méthode » (Sapir), mais une activation de la cure pour alimenter le travail psychothérapique. Ces deux voies ont chacune un réel intérêt et il me semble important de ne négliger ni l'une ni l'autre. Les orientations méthodologiques, ou parfois idéologiques, en jugent pourtant autrement, souvent par une exclusion et un rejet de la dimension psychothérapique pour des méthodes qui se disent seulement physiologiques, mais également par une méfiance et parfois un déni de la réalité et de l'intérêt de l'état autogène pour les méthodes qui se veulent purement psychanalytiques.

— *La position.* Quelle que soit la méthode, la position de relaxation est telle qu'elle ne doive demander aucun effort pour être maintenue : le corps confortablement installé dans un fauteuil (hypnose, sophrologie), dans la position du cocher de fiacre (Schultz), allongé en position dorsale sur un divan (*training autogène,* Ajuriaguerra, relaxation à inductions variables), mais aussi en position ventrale, fœtale ou autre, selon le désir du relaxant (Schultz, inductions variables). Encore très proche de l'expérience de l'hypnose, Schultz était très attentif à la position du relaxant, à la manière dont il était habillé et aux moindres conditions de la séance, afin que rien ne vienne déranger l'exercice, afin d'en réaliser les conditions optimales, « en travaillant dans la demi-obscurité d'une pièce calme et non surchauffée », afin de ne pas être gêné « par des vêtements incommodes, cols, cravates, ceintures, etc., ou par des vêtements trop chauds provoquant une accumulation de chaleur »

(Schultz, *op. cit.*). Schultz veillait ensuite à un strict respect de la position sur un fauteuil confortable, « en appui des cuisses », bras reposant passivement sur l'accoudoir, avant-bras fléchi « suivant un angle de 120 à 130° ». La position horizontale connaissait autant de recommandations avec éventuellement l'utilisation d'une couverture pour augmenter le confort corporel. La cure classique du *training autogène* a aujourd'hui évolué, notamment du fait d'un meilleur confort intérieur et vestimentaire, et le thérapeute propose essentiellement au relaxant de « se laisser aller » à une situation confortable dans laquelle rien ne puisse le gêner.

Les deux positions essentielles de la relaxation, assis ou allongé, impliquent vraisemblablement des attitudes mentales et un mode de relation différents entre le relaxant et le relaxateur. On peut remarquer que les méthodes les plus hypnotiques utilisent plutôt la position assise, favorisant la dimension surmoïque d'une relation maître-élève ; tandis que les méthodes découvrantes et psychothérapiques utilisent essentiellement la position allongée qui favorise l'activation idéique, la rêverie, l'association d'idées.

La fermeture des yeux, qui constitue le second prérequis pour la relaxation, va être vécue de façon très personnelle par chaque relaxant. Pour la plupart cette condition s'impose et semble naturelle à l'induction de la détente. Pour certains cependant cette occlusion des paupières paraît très difficile, voire impossible, avec en général une défense apparemment liée à la présence du thérapeute : « Je ne peux pas fermer les yeux, à cause de votre présence. » Ce symptôme d'angoisse devra être verbalisé, explicité, compris, dépassé pour que s'amorce et se poursuive la cure. Car cette fréquente angoisse, ressentie également par ceux qui ferment les yeux mais que cette fermeture gène profondément, mobilise la pulsion scopique, le fait de savoir que l'on puisse être vu. La situation de relaxation, qui est à ce titre très asymétrique puisque le relaxateur peut voir le relaxant qui ne le voit pas, mobilise ainsi des fantasmes archaïques et permet de mettre en évidence certaines défenses de la personnalité afin de les dépasser en comprenant la valeur symbolique prise par le thérapeute : « Parfois il (le relaxant) est vu ; parfois son corps est couvert de regards, regards qui lui apportent quelque chose alors qu'il ne voit pas ces regards. En effet, pour le relaxant, parfois c'est un adulte parental qui surveille, voit tout, gêne l'enfant dans ses activités libidinales. Parfois c'est le regard entier de la mère plein d'amour, et aidant, dans ses effets régressifs, à la reconstruction du corps morcelé » (Marvaud, *in* Hissard, *op. cit.*).

La position la plus classique de la relaxation – allongé, les yeux fermés – va être ainsi profondément mobilisatrice des énergies intérieures dès les premières séances. Pour certains patients la fermeture des yeux sera donc très pénible ou impossible, pour d'autres c'est le fait de rester allongé qui produit des tensions « nerveuses », souvent dans les jambes (« comme pour partir en courant »), ou encore un mal-être général, un malaise particulier, et des symptômes qui empêchent la poursuite d'une position qui semble *a priori* très simple et « naturelle ». C'est souvent dès la première séance que va se dessiner le profil de la cure et l'évolution ultérieure. En l'absence d'une prise de conscience psychologique et de la dimension symbolique de son corps, le relaxant peut éviter cette difficulté en changeant de technique ou en arrêtant la relaxation (« Ça ne me convient pas, ça m'énerve au lieu de me détendre »), mais alors en ignorant un symptôme qui « parle » et demande à être entendu, celui-là même qui peut permettre que la cure se poursuive.

Le corps immobile-allongé-les-yeux-fermés se souvient. Il se souvient souvent des angoisses infantiles et, en premier lieu, de l'angoisse de mort qui est fréquemment sous-jacente chez de nombreux patients. Ce corps immobile-allongé-les-yeux-fermés se souvient de cette position qu'il ne peut ou ne veut pas prendre, qu'il ne peut assumer, qui lui rappelle... mais dont la trace ne vient que rarement à la conscience : « Je ne sais pas pourquoi je ne peux rester ainsi allongée ; pourtant c'est la position que je prends chaque soir... celle dans laquelle je m'endors... » La présence du thérapeute et le cadre de la cure actualisent cette angoisse pour la nommer. Une patiente de François Reverchon et Monique Meyer en témoigne ainsi : « Oui, moi aussi, j'ai pensé à la mort. C'est quand vous avez dit : "Là." J'ai pensé qu'on était allongés, là, comme des cadavres... et j'ai évoqué le caveau de famille » (*op. cit.,* 1985). Il n'est pas sans intérêt de rappeler que l'une des positions traditionnelles du yoga, celle qui se rapproche le plus de la position des relaxations psychothérapiques, est la posture du cadavre *(S'Avasana).* Michel Larroque (1994) a très justement montré comment tous les grands courants philosophiques et religieux de l'humanité, et particulièrement les traditions asiatiques, ont cherché à obtenir des états d'*involonté*, apparent contrepoids de l'activité humaine fondée sur le dogme d'une maîtrise volontaire. Cette recherche existentielle qui a conduit à la codification des états de méditation rejoint les interrogations philosophiques sur la mort que rappelle la position d'immobilité. Cette prise de conscience est souvent un préalable à la poursuite de la cure.

— *Le lâcher prise.* Cette expression consacrée, « lâcher prise », décrit très précisément l'un des grands mécanismes de la relaxation, ce pour quoi elle est thérapeutique. Ce « lâcher prise » s'effectue en deux temps : prise de conscience du contrôle « involontaire » que le sujet exerce sur son corps et compréhension de sa valeur symbolique suivie du « lâcher prise » qui en est la conséquence naturelle : « Je peux maintenant abandonner mes tensions puisqu'elles n'ont plus raison d'être. » L'engagement dans la thérapie passe par ce nécessaire « lâcher prise » qui concerne l'emprise que le sujet exerce sur ses propres sensations, de peur de perdre le contrôle sur soi : « Je ne me suis pas détendu, j'ai eu trop peur de ne plus me maîtriser. »

« Est-il possible de renoncer progressivement à l'emprise sans un travail approfondi sur nos peurs les plus intimes ? », interroge Martine Decourt-Estèbe (*in* Marvaud, *op. cit.*). Le lâcher prise relève en effet de l'affinement des perceptions et d'un changement dans notre rapport aux autres (abaissement des défenses), dans notre rapport à nous-mêmes (lâcher prise) et à notre corps (résolution tonique). Avec certains patients, en général très obsessionnels, qui ne peuvent opérer cette transition pendant longtemps, je crois qu'il est important d'être à ce moment très didactique et de leur parler ainsi : « La vie quotidienne engage notre personnalité la plus intime qui réagit en tensions et la "maîtrise" des réactions émotionnelles est la première forme de défense contre le morcellement qui semble menacer notre corps. La demande de relaxation ou de thérapie est le plus souvent formulée ainsi : "Je veux mieux me contrôler, je veux maîtriser mes émotions..." Or, c'est paradoxalement la proposition inverse, l'abandon du contrôle sur soi, qui peut permettre de retrouver l'équilibre émotionnel. Se contrôler reviendrait à ajouter un niveau supplémentaire d'emprise corporelle, je vous propose plutôt d'essayer de lever cette "maîtrise". Peut-être serez-vous surpris(e) de constater que rien ne vous menace et que l'abandon des tensions de défense ne vous rend pas plus vulnérable. Il sera alors important de comprendre la valeur symbolique de cette menace qui entretenait de telles tensions depuis si longtemps. »

— *Les résistances.* Toute psychothérapie travaille au niveau des résistances afin de les identifier, de les comprendre et de les dépasser. La survenue de symptômes (douleur, angoisse, réactivation des tensions...) a un sens, elle est l'objet même du travail en relaxation. Si cette dimension est méconnue ou ignorée, elle peut motiver l'arrêt de la relaxation alors qu'elle est peut-être porteuse de découverte de soi-même. Certains patients arrêteront ainsi d'eux-mêmes la relaxation dans les premières séances avec ces mêmes raisons : « Je suis trop tendu(e), je n'y arriverai jamais » ou encore « Je ne veux pas parler de moi, ce sont mes problèmes, ça ne regarde que moi, je suis venu(e) pour faire de la décontraction et vous me faites parler ! ». Ces défenses sont en réalité un évitement d'une dimension psychologique et d'un regard sur soi.

Les résistances sont aussi des protections, et tout le jeu de la thérapie consiste en définitive à accepter une certaine réduction des défenses sans se sentir trop menacé(e) : « Certains sujets très tendus sont la plupart du temps des caractériels très agressifs qui ont besoin de cette "cuirasse caractérielle" pour contenir une pulsion de destruction » (Ranty, *op. cit.*). D'autres, très inhibés, se protègent dans une armure qui leur a longtemps été nécessaire mais qui, aujourd'hui, leur empêche toute liberté. Certains encore résistent avec le sentiment de « ne rien sentir » ou de ne percevoir qu'une partie de leur corps. Combien fréquemment, dans les syndromes d'inhibition sexuelle, le bas du corps n'est-il le lieu d'aucune sensation : « Je ressens bien mes bras, tout le haut du corps est présent, mais là, à la ceinture, c'est comme s'il y avait une frontière, une limite. Au-dessous, je ne perçois rien, mes jambes je ne les sens pas. » Cette zone aveugle a le sens d'une perception qu'il nous faut maintenant développer et mettre en langage. De nombreuses sensations ou non-sensations sont le signe qu'une part de soi résiste à l'abandon. Le travail psychothérapique en relaxation consiste à les dépasser.

— *L'éprouvé.* L'une des résistances souvent entendues est une défense d'ordre rationnel : « De toute façon, je n'y crois pas... Ça ne marchera pas. » Je dois évoquer ici l'exemple d'une patiente anglaise venue me consulter dans un moment de grande détresse et après une phase dépressive majeure. La survenue de malaises somatiques incompris et la persistance de tensions anxieuses très empêchantes m'amena à lui proposer un travail en relaxation. Je lui demandai tout d'abord si elle connaissait la relaxation et ce qu'elle en pensait : « Oui, je connais, je l'ai pratiquée, mais ça ne marche pas. » Elle me précisa alors sa profession : elle était *health educator* (éducatrice de santé) et on lui avait appris en quelques séances une relaxation proche de la sophrologie, avec des consignes d'induction de la détente et de contrôle respiratoire. Elle l'avait exercé pendant quelques temps sans conviction, sans résultats et sans expérience personnelle. Sa conviction intime (« je n'y crois pas ») trouvait ici un fondement dans sa pratique. Deux séances très didactiques l'amenèrent à envisager l'idée de relaxation comme une activation de la réflexion personnelle et non comme un but en soi. Elle fut alors très surprise d'éprouver « quelque chose » dès la première séance et débuta ainsi une cure très féconde.

« En premier lieu, apparaît un matériel que nous pourrions appeler un éprouvé *brut* sans élément associatif apparent ou immédiat. Le sujet, saisi par la situation, dit tout simplement ce qu'il a ressenti » (Reverchon et Meyer, *op. cit.*).

Cet éprouvé participe de la surprise des sensations : « Je me suis senti(e) partir, comme si je tombais en arrière... », « J'avais l'impression de tomber de ce côté, comme si l'autre côté était plus haut... », « C'était comme si je flottais, je ne sentais plus de contact avec le divan... », et révèle déjà une dimension *projective* qui procède de la relation transférentielle, c'est-à-dire de la présence du thérapeute et du cadre de la cure : « J'ai eu l'impression d'être entourée, rassurée... un peu comme si vous me preniez dans vos bras... » Le relaxant peut ainsi faire part au relaxateur d'un éprouvé positif (agréable) ou négatif (douloureux, anxieux...), c'est-à-dire d'une mobilisation du schéma corporel et du corps imaginaire qui est fait de marques, de traces, de souvenirs, de traumatismes. Dès la première séance cette jeune fille (évoquée plus haut) ressentit une violente douleur le long de l'avant-bras droit, une douleur aiguë, localisée, au point qu'elle pouvait très minutieusement la décrire. Une première attitude aurait pu être de considérer que la position était mauvaise et la relaxation mal engagée. Le détournement de l'attention vers l'autre bras, puis le reste du corps, aurait alors pu permettre de ne plus ressentir cette douleur et d'atteindre rapidement une relaxation agréable et plus satisfaisante. La poursuite de cette induction et le rappel de la douleur qui revenait à chaque séance permirent d'associer et de verbaliser cette trace qui remontait à la surface du corps. Il lui vint alors cette évidence : « C'est vrai, ça me rappelle... C'est le bras avec lequel je me protégeais quand mon père me frappait. » Cette élaboration fut le début d'une cure qui lui permit de lever des interrogations en suspens depuis l'enfance et de se reconstruire.

L'angoisse peut apparaître majeure, accompagnée d'un sentiment de malaise extrême car le trauma, et le souvenir qui lui est associé, est alors protégé par une enveloppe d'oubli, d'amnésie, qui empêche qu'il puisse revenir spontanément à la conscience. Par la régression qui l'accompagne, et quelle qu'en soit la technique, la relaxation peut ainsi mettre involontairement au jour des sensations pénibles qui persistent parfois aussi longtemps qu'elles n'ont pas été comprises ni « travaillées » : « On peut se demander tout simplement, à quoi cela sert-il ? Ne serait-il pas préférable de ne viser que la détente et la décrispation ? (...) Si la remémoration d'un traumatisme ancien se produit grâce à l'induction, elle signifie que cette trace a été jusque-là enkystée. Son surinvestissement à nouveau en présence de l'Autre pourrait, soit aider à son effacement, soit préparer une psychothérapie qui permettrait son élaboration. La relaxation aurait produit un court-circuit révélateur » (Sapir, 1993).

— *La régression.* Quelle qu'en soit la méthode, la relaxation est toujours régressive. Certains relaxateurs ou pseudo-thérapeutes ne le savent pas, d'autres n'utilisent pas la régression, pour la plupart c'est le moteur essentiel de la cure.

La position allongée, l'immobilité, le calme, le silence mais aussi l'accompagnement de la parole et du toucher, favorisent la régression et le réveil de l'imaginaire. La voix du relaxateur, proche du corps allongé du relaxant, peut ainsi faire écho à la voix de la mère et à sa présence constante pendant les premiers mois de la vie. Les mots utilisés et la progression du toucher font aussi de cet inventaire un rappel du schéma corporel. Le corps de l'enfant qu'a été le relaxant est en train de se reconstruire dans la quiétude bienveillante de la séance. A l'appel de son nom chaque région du corps signale sa présence par le réveil d'un souvenir, par la libération d'un affect, par l'actualisation d'une trace mnésique. Entre illusion et réalité, le corps est fantasmé, immense ou rapetissé, présent, absent, sensible, dans des positions que l'observation ne peut retrouver : « J'avais l'impression que mon bras, énorme, était au-dessus de ma tête... », confirmant en cela la valeur symbolique du vécu en relaxation. Cette régression temporelle qui nous ramène pour une part au début de notre histoire et aux étapes passées de notre développement, est particulièrement nette lors des premières séances, dans la « surprise » du profond remaniement psychologique qu'induit la relaxation ou dans certaines séances chargées d'émotion. La rapide évolution de la cure vers la verbalisation et l'autonomisation du sujet favorise ce « retour en arrière », ce rappel temporel. La régression est alors une régression topique, proche du mécanisme du rêve, favorisant le rappel sensoriel plutôt que les perceptions externes.

C'est la suggestion qui est l'élément majeur de cette dimension régressive en permettant d'associer au vécu du corps désorganisé, parfois éclaté, morcelé, du relaxant, la parole réorganisatrice du relaxateur. « Ici, la suggestion a en effet à voir avec la régression au niveau des processus qui concourent à l'identité ; cette régression permettant au corps d'être vécu à l'image de ce qui est ressenti dans la résolution tonique et à l'identique de la représentation suggérée par la parole » (Bergès et Bounes, 1996).

La présentification du corps, cette sensation très particulière « d'être présent à soi-même » (S. Kepès), est une expression de la régression qui se manifeste également dans le discours sur et en relaxation. La description de son corps par le relaxant suit ainsi une modulation temporelle et passe souvent de l'imparfait : « Mon corps était lourd, les bras étaient pesants... », au présent descriptif qui nous ramène dans le temps de l'enfance et de la construction du corps : « Mon bras est si lourd que je ne peux le soulever... » Je propose personnellement au relaxant de décrire ce qu'il vit dans le temps où il le vit, c'est-à-dire au présent et en cours de relaxation, ce qui favorise la régression et le réveil des traces corporelles. Cette *verbalisation autogène* est un processus d'activation de la cure (Brenot, 1997).

Renforcée par l'induction, la régression solidifie le transfert et constitue l'un des piliers de la cure de relaxation. La régression est souvent massive, rappelant les processus primaires, constituant un retour vers le narcissisme et vers le traumatisme. La régression est ainsi « une ouverture possible vers une autre structuration, vers une autre “disposition” des objets psychiques » (Reverchon et Meyer, *op. cit.*). A travers la régression qui en constitue un processus constant, la relaxation est une voie pour une reconstruction.

— *La verbalisation.* Nous observons ici une très nette distinction entre des relaxations où le sujet éprouve et ne parle pas (yoga, zen, sophrologie, méditation...), celles où il est invité à donner une simple appréciation de son vécu (eutonie, Jacobson, *training* « sec ») et celles pour lesquelles la verbalisation constitue le temps essentiel. Les premières disent ne pas se situer sur un plan psychologique, les dernières sont des psychothérapies.

« Dans le temps de parole qui suit chaque induction, ce qui, dans ce groupe, nous a frappés dès le début, c'est l'abondance, la richesse, la spontanéité du matériel verbal » (Reverchon et Meyer, *op. cit.*). Dans le *training autogène* classique de Schultz, l'exercice de relaxation représente l'essentiel de la séance, par exemple vingt minutes sur une demi-heure. Certains cependant ont depuis longtemps préconisé un temps court d'exercice (trois, cinq, dix minutes) permettant de bien en comprendre le vécu (Geissmann). Le temps de verbalisation commence alors à prendre l'importance que lui attribue la relaxation de sens psychanalytique où la verbalisation du « perçu » en relaxation peut occuper plusieurs séances.

Quelle qu'en soit la durée, ce temps de verbalisation est fondamental pour permettre au relaxant de communiquer ses perceptions, de libérer ses affects ou encore d'apprendre progressivement à les exprimer. Certains patients qui se sentent démunis au début de la cure : « Je n'ai rien à dire... Je ne sais pas comment l'exprimer... », parviennent ainsi à libérer la parole et à exprimer plus facilement leur vécu. La mise en mot, qui est propre à l'humain, n'est qu'un mode de partage du *vécu* brut, du *senti* et puis de l'élaboration première qui lui donne sens et lui permet être *perçu.*

De la sensation à la perception et à la verbalisation s'élabore un travail intérieur qui prend, au fil des séances et des expériences, une dimension réparatrice. C'est le temps du « dit-du-corps », selon les termes de Reverchon et Meyer *(op. cit.),* qui fait référence à la temporalité et à l'altérité. Le relaxant parle, « poussé de l'intérieur », et ce discours s'adresse au relaxateur et aux instances qu'il représente. Ce discours parle de l'*éprouvé brut* qui constitue le noyau central du dit-du-corps auquel viennent déjà s'associer les composantes affectives du travail en mémoire. « Le plus souvent la verbalisation vient sans effort ; elle exprime, souligne, révèle, camoufle les sensations ressenties et, à leur suite, les images et les associations survenues » (Sapir, 1993). La parole suit le silence de la séance et le silence suit à nouveau la parole, alternant perception et réflexion, vécu et association... Les interventions du thérapeute soulignent ce qui lui semble signifiant, et parfois interprètent sa dimension symbolique, dans les cures psychanalytiques. La parole de la relaxation, ce dit-du-corps, est toujours un lieu d'écoute et d'élaboration.

Ma propre expérience, influencée par Pierre Geissmann à Bordeaux et orientée par la pratique du rêve éveillé, m'a conduit à élaborer une technique de verbalisation du vécu autogène en cours de relaxation. Cette technique, dite de *verbalisation autogène,* nécessite un court apprentissage de la part du relaxant et une dissociation entre l'état autogène et la conscience corticale, analogue à la dissociation qui peut se produire au réveil, lorsque le corps est encore endormi, et l'esprit déjà en éveil, et que l'on appelle « éveil cortical ». Cette *verbalisation autogène* utilise l'occurrence, très particulière et inusitée dans le langage courant, de la description au présent du vécu du patient dans le temps où il se produit : « Mon bras s'enfonce dans le divan... il s'allonge... il glisse le long du corps... qui bascule doucement maintenant... » Le langage accompagne la progression des cénesthésies dans le temps où elles apparaissent, ce qui majore l'effet de surprise, aide à la régression et libère la parole qui fait corps avec la perception. Le grand intérêt de cette technique est de produire pour la thérapie un matériel assez différent de celui que l'on recueille dans l'après-séance, et qui est déjà un souvenir par rapport au vécu en relaxation, et donc déjà une élaboration secondaire. Le matériel de la *verbalisation autogène* apparaît plus direct, plus simple, souvent moins riche dans les nuances langagières mais plus chargé d'émotion (Brenot, 1997). C'est un langage dans le lieu et dans le temps du corps *(hic et nunc)*. Avec cette technique de verbalisation, nous nous approchons encore plus du vécu brut et du réel du corps, dans ce temps initial où la sensation devient *percept* et où la perception devient *mot*. Cette technique de *verbalisation autogène* est un aménagement du *training classique* de Schultz et de la cure à inductions variables.

— *Le changement*. L'évidence de toutes les cures et de la plupart des méthodes est que la relaxation produit du changement. La critique de certains psychanalystes a toujours été que le changement n'avait pas à être recherché, que la « guérison » survenait « de surcroît », et qu'une évolution quelle qu'elle soit n'avait un intérêt que si elle était comprise. Avec de nombreux auteurs, je dois affirmer qu'il existe de « l'incompris » dans les changements en relaxation et parfois des évolutions très positives sans que l'analyse ait été approfondie. Peut-être peut-on attribuer cela aux remaniements et aux reconstructions qui s'effectuent « à notre insu » dans l'état autogène et dans sa verbalisation secondaire.

Il ne faudrait pas, non plus, négliger les effets anxiolytiques de l'état autogène qui modifient les seuils de réaction aux événements traumatiques et donnent ainsi accès à de nouvelles stratégies comportementales et à une meilleure confiance en soi qui sont un atout pour la thérapie. Le *training autogène,* nous dit Schultz, a un premier effet par la sécurisation spécifique qu'entraîne « l'amortissement de la résonance des affects ». Ce « changement d'attitude » occasionne « un nouveau mode de sentir et de vivre » (*op. cit.*).

Sur le plan de l'élaboration des idées, le changement est manifestement en relation avec le travail psychothérapique, la mise en mots par le relaxant et l'écoute du thérapeute. L'évolution de la cure suit ainsi le rythme de la survenue des résistances puis de leur compréhension et de l'approfondissement de l'état de relaxation dans le même temps où la connaissance de soi s'accentue. A moins que ce ne soit l'approfondissement de l'état autogène qui génère de la connaissance de soi. C'est certainement l'un des « mystères » des cures de relaxation que de surprendre tant le relaxant que le relaxateur.

5. **Le *setting* multiple.** — *Setting* est un terme anglophone qui désigne le mode relationnel adopté par un thérapeute dans le cadre de la cure, la position qu'il adopte vis-à-vis du patient : assis en face-à-face, assis derrière le patient allongé, écoute passive ou injonctions interventionnistes... Le *setting* est dit *multiple* lorsque plusieurs positions thérapeutiques se succèdent au cours de la cure, débutant par exemple en face-à-face, se poursuivant en position de relaxation, évoluant par la suite vers une cure de déconditionnement ou une thérapie analytique.

De par ses trois niveaux thérapeutiques (chap. III.I), la relaxation se prête tout particulièrement à cette évolution des modalités de la cure. Les deux ou trois premières séances consistent en un entretien informel en face-à-face, inventaire biographique, énoncé des problématiques conscientes, proposition du mode thérapeutique, explicitation du cadre de la cure. Puis le relaxant s'allonge, une part de la séance connaît ce mode relationnel du thérapeute assis à côté du patient allongé, puis l'entretien se fait en face-à-face.

A partir de ce schéma, le plus courant, de nombreuses variantes permettent d'adapter l'évolution de la cure aux résistances du patient. Pour certains, la position allongée peut sembler impossible ou menaçante, le retour en face-à-face pendant quelques séances pourra permettre de comprendre et de lever cette résistance. A l'opposé, on peut proposer la relaxation à des patients qui vivent mal le face-à-face et qui vont paradoxalement plus facilement parler au cours et au décours de la relaxation.

Dans le cadre même de la relaxation psychothérapique, l'évolution du rôle du thérapeute imprime un mouvement au patient vers son autonomisation. Sylvie Cady insiste sur cet aménagement de la technique : « L'instauration d'un travail dynamique, puis davantage passif – où un rythme est donné au sujet pour être reconstruit par lui-même – permet la création des bases nécessaires à une corporalité intérieure qui va s'ouvrir sur l'espace de la représentation corporelle » (*in* Hissard, *op. cit.*). Le thérapeute organisateur du cadre et donneur de rythme par la régularité des consignes s'efface peu à peu pour permettre la reconstruction du sujet. On retrouve cette évolution du cadre dans la cure classique du *training autogène* de Schultz qui faisait suivre le cycle inférieur, apprentissage de l'état autogène, d'un cycle supérieur plus axé sur des expériences mentales. Yves Ranty reprend cette division du *training* avec un premier temps semblable à celui de Schultz et un deuxième temps d'élaboration psychique. Il fait également la distinction entre trois styles de réponse des patients qui organisent ainsi trois types de cure : des patients qui investissent le travail corporel et élaborent facilement, ils suivent les deux temps de la cure ; des patients qui investissent le travail corporel mais ont des difficultés à élaborer, ils ont le plus souvent des problématiques psychosomatiques et se contenteront du premier temps somatique de la relaxation ; des patients, enfin, qui investissent la relaxation pendant quelques séances, mais préfèrent l'échange verbal car ils ont beaucoup à « échanger », le premier temps sera très court ou avorté, il en viennent rapidement à l'élaboration verbale (Ranty, 1990).

Ces attitudes du relaxant prendront un sens différent en fonction du cadre et des conditions de la cure qui ont été énoncées dans les premières séances. La thérapie verbale et l'élaboration psychique ne sont pas, à mon sens, le but ultime ou obligatoire de la cure, ce qui permet de distinguer la cure de relaxation de toute autre psychothérapie verbale. L'expérience de relaxation et les caractères propres du travail psychologique dans ce cadre doivent rester l'élément central de cette approche thérapeutique. Le désir de parole en lieu et place de l'expérience de relaxation peut par exemple être entendu comme un évitement de la confrontation avec le corps. Il en va de même dans la « relaxation-refuge », lorsque l'abandon aux sensations corporelles et parfois au sommeil est une fuite de la dimension langagière.

L'évolution de la cure vers la psychanalyse est aussi l'une des voies de la relaxation à inductions variables. Elle procède souvent de la demande du relaxant dont la problématique évolue. « Vient un moment où le patient ne parle plus de son corps mais parle avec lui. Les inductions sont vécues comme inutiles. Surgit un vrai désir de psychanalyse. Il ne s'agit ni de le susciter, ni de le négliger... » (Sapir, 1993). Michel Sapir évoque également la position inverse dans laquelle une relaxation peut suivre une psychanalyse en complétant le travail de reconstruction.

Un troisième niveau d'intervention en relaxation peut faire suite à l'expérience de l'état autogène et au travail psychothérapique qui lui est associé : c'est la dimension cognitive et comportementale. Le déconditionnement des phobies, la désensibilisation systématique, certains apprentissages comportementaux, la fantasmothérapie... constituent ainsi un nouveau *setting,* en général centré sur une amélioration symptomatique, à laquelle les précédentes phases thérapeutiques n'ont pu avoir accès (chap. III.I.3). Ce niveau est très rarement utilisé, car méconnu par les psychothérapeutes. Il n'est réalisé que par des comportementalistes qui ne pratiquent en général pas ou peu le travail de reconstruction psychosomatique. Or il nous apparaît que ces différents niveaux sont très complémentaires et leur association toujours hautement profitable à l'évolution du patient.

On peut encore mentionner d'autres évolutions possibles ou alternances avec les techniques d'activation psychothérapique comme *le rêve éveillé dirigé* pour certains patients qui ont de grandes difficultés à verbaliser et à accéder à une dimension symbolique ; comme le passage temporaire à *une autre technique* de relaxation, Jacobson, pour certains sujets qui paraissent ne pas ressentir leur corps. Les exercices en tension peuvent ainsi être une aide à la prise de conscience perceptive ; comme l'*induction hypnotique*, à titre pédagogique, chez certains patients qui ne parviennent pas à « entrer » dans la décontraction concentrative... Le *setting multiple* met en évidence la richesse et la souplesse de la cure de relaxation et sa position « carrefour » à la jonction des thérapies physiologiques, psychologiques, cognitives, comportementales et psychanalytiques.

6. **Évolution et fin de cure.** — La durée de la cure n'est en général pas indiquée dans les premières séances. Il est cependant parfois important pour le patient de s'en faire une idée et, en dehors des demandes psychothérapiques manifestes, j'ai l'habitude de préciser ainsi : « La cure de relaxation est un travail sur soi qui ne dure en général pas des années, il ne dure pas non plus quelques semaines, mais plutôt quelques mois. » Dans certains cas je rajoute : « Moins d'un an », car il n'y a aucune raison d'élever la résistance de certains patients qui craignent la dépendance psychothéra-

pique au long cours. Ce seront peut-être ceux-là, ayant approfondi leur regard intérieur, qui désireront que la thérapie se poursuive.

Dans certaines techniques, le nombre de séances est déterminé à l'avance, comme dans les thérapies comportementales se déroulant par exemple en douze séances, acquisition d'un état de relaxation et désensibilisation comportementale. La stratégie thérapeutique est ainsi fondée sur un schéma préétabli.

Dans le cycle inférieur du *training,* Schultz se donnait également des barèmes dans le temps : « Dans les meilleurs cas, nous pouvons espérer un succès après six séances de travail d'une demi-heure, effectuées à intervalles de quinze jours » *(op. cit.).* Mais il parlait ici de l'acquisition d'une habileté technique qui varie selon les individus, les indications, leurs problématiques, et qui ne présente pas un intérêt majeur dans la mesure où la cure de relaxation vise aujourd'hui une reconstruction, l'élaboration d'un projet thérapeutique et non une simple amélioration symptomatique temporaire. Il est cependant à noter que si Schultz parle de l'acquisition rapide des six exercices de base du *training autogène,* il estimait la durée de la maîtrise complète du cycle supérieur à trois ou quatre ans, durée comparable à celle d'une cure psychanalytique. Dans un autre domaine, les différents niveaux de la sophrologie et de la relaxation dynamique de Caycedo peuvent également se dérouler sur plusieurs années. Tout comme l'apprentissage de la méditation transcendantale et l'accès aux siddhis sur près de dix ans.

Les séances, en général hebdomadaires, avec le relaxateur, sont la plupart du temps suivies de séances quotidiennes effectuées chez lui par le relaxant. C'est rarement le cas dans la sophrologie et dans l'hypnose, par contre l'entraînement quotidien est habituel dans le *training autogène.* C'est parfois le cas dans la relaxation à inductions variables, ces séances à domicile étant laissées à l'appréciation du relaxant.

C'est enfin pratique courante dans les méditations traditionnelles et les stades supérieurs de la méditation transcendantale dont l'auto-entraînement peut représenter plusieurs heures chaque jour. Dans les relaxations psychothérapiques, les séances personnelles chez soi sont un facteur de l'autonomisation, au rythme de chacun, c'est-à-dire sans consigne imposée.

La fin de la cure est décidée d'un commun accord entre le relaxateur et le relaxant, parfois demandée par le relaxant, parfois suggérée par le relaxateur qui propose par exemple d'espacer les séances, toujours dans la perspective de l'autonomisation. La fin de la cure est aussi la fin du transfert au thérapeute même si ce transfert n'a pas été interprété, car ce n'est pas forcément l'objet de cette cure. La fin de la cure est aussi une étape positive dans le parcours du patient qui peut relâcher le lien avec son thérapeute et accéder à un nouveau niveau d'autonomie.

7. **La relaxation de groupe.** — Il nous faut enfin mentionner quelques particularités des relaxations de groupe qui sont pratiquées dans le cadre de toutes les techniques que nous avons évoquées. L'alternative se posera dès l'indication de la cure : cure individuelle ou relaxation de groupe ? Et quel groupe ?

Dans notre classification des relaxations, seule l'hypnose ne se pratique pas en groupe, à moins de prendre en compte l'hypnose collective des séances publiques comme les tenait Milton Erickson et dans lesquelles de nombreux sujets entraient spontanément en transe. La sophrologie, quant à elle, a développé des stratégies de groupe adaptées aux indications qu'elle préconise comme le nervosisme, les tensions de stress et les troubles d'adaptation à la société contemporaine. Comme la méditation transcendantale, cet entraînement sophrologique collectif se veut le gardien des valeurs humanistes et de l'équilibre de la civilisation.

Le *training autogène* a dans un premier temps été préconisé en groupe chez les jeunes enfants dont il était difficile d'obtenir l'adhésion à un entraînement personnel, puis avec des adultes pour l'économie de moyen que cela permettait dans l'entraînement prophylactique. L'apprentissage de l'état autogène est ainsi réalisé en groupe de 20 à 25 pratiquants sur un cycle de huit séances d'une heure et demie, suivies d'entretiens individuels permettant une verbalisation plus facile que dans le groupe (Geissmann et Durand de Bousingen, *in* Schultz, 1974). Une part de ces groupes ont d'abord eu lieu en milieu du travail, souvent à l'initiative du médecin du travail et dans un but préventif.

C'est enfin la relaxation à inductions variables qui a récemment développé la pratique des groupes, notamment dans un but didactique et dans le cadre de la formation à la fonction soignante (Sapir, Reverchon). La technique découvrante et l'orientation psychothérapeutique trouvent les conditions d'une nouvelle activation dans le groupe. La parole ne circule pas comme dans la relation duelle, l'interlocuteur n'est pas unique, le vécu est partagé par les autres participants... Le groupe développe des résistances mais permet aussi de dépasser certaines inhibitions de la relation à l'autre.

On peut ainsi distinguer trois types de relaxation de groupe selon la finalité envisagée :

— *Les groupes à visée préventive.* Dans la continuité d'Oskar Vogt et de sa « pause de repos prophylactique », Schultz a imaginé le *training autogène* avec une perspective préventive des troubles fonctionnels et des difficultés comportementales. Sa pratique en groupe réalise pour une part cet objectif. Sur soixante-dix-huit patients suivis en groupe et en entreprise, Geissmann et Durand de Bousingen (*op. cit.*) montrent que prédominent les névroses d'angoisse (2), les épisodes dépressifs majeurs (10), les insomnies (37), un mauvais contrôle émotionnel (30)... La fatigue, le surmenage et des préoccupations sociales constituaient le point d'appel de ce suivi, destiné à atténuer les facteurs de stress dans l'entreprise. Jarreau et Klotz avaient eux aussi préconisé leur méthode dans le milieu du travail, mais ces initiatives ont été peu suivies.

— *Les groupes à visée psychothérapique.* C'est essentiellement la relaxation à induction variable qui les a développés, avec de petits groupes, huit à douze participants, et deux thérapeutes permettant d'ouvrir le champ des identifications. Les inductions réveillent les sensations qui sont mises en mots sous le regard des autres. Les inductions modifient ainsi la dynamique du groupe qui est pour une part l'objet de la thérapie. Ces groupes ont souvent été proposés en milieu hospitalier et dans une orientation psychosomatique, mais aussi par exemple chez des psychotiques (Sapir, Cohen-Léon) qui devinrent moins catatoniques et semblèrent acquérir une capacité de symbolisation. Existe-t-il un inconscient groupal ? Existe-t-il un corps groupal ? Et pour quelle part chacun y participe-t-il ? L'animation d'un groupe nécessite une solide formation et une expérience spécifique de cette relation à plusieurs.

— *Les groupes à visée formatrice.* Dans le courant Balint et la formation à la fonction soignante, dans de nombreuses formations spécifiques susceptibles d'utiliser la relaxation thérapeutique (sexologie), des groupes pédagogiques, didactiques ou de contrôle de thérapie sont en place. « Réintroduire le corps dans la personne, lui donner sa place dans la relation, lui permettre d'aménager ses distances, de ressentir le plaisir, est difficile mais nécessaire pour une relation soignant-soigné adéquate » (Sapir, 1993). Le groupe semble un lieu privilégié pour faire l'expérience de la cure. Un modèle exemplaire nous en est donné par le très beau livre de François Reverchon et Monique Meyer sous-titré : *Autour de la chronique d'un groupe* et rendant compte de l'évolution, sur un an, de deux groupes de douze personnes appartenant toutes à la fonction soignante.

On peut enfin mentionner le cas particulier de la relaxation de couple dont nous avons nous-mêmes une expérience, mais qui a surtout été développée par Charles Gellmann dans le domaine de la sexologie et des difficultés de couple. Elle présente l'intérêt de permettre au moins à ce couple en difficulté de vivre, souvent pour la première fois, une expérience corporelle simultanée et un émoi sensoriel.

Si le groupe présente l'avantage d'une économie de moyens, pour les méthodes préventives, mais aussi l'intérêt d'atténuer les résistances individuelles et de réduire la dépendance vis-à-vis du thérapeute, il est important d'être prudent quant aux interprétations en groupe et nécessaire de proposer un temps de parole individuel car le groupe peut inhiber l'expression de certains participants. Ce temps de parole après la séance se fera avec ceux qui le désirent ou le nécessitent, comme les sujets qui présentent une évolution pathologique que l'activation de la relaxation est susceptible de réveiller.

Le choix d'une cure individuelle ou de groupe ne repose donc pas sur des critères formels. Il peut être né de la rencontre avec un thérapeute qui pratique et propose le groupe. Il peut être indiqué en raison du travail relationnel qu'il nécessite. Il peut être préféré par un choix personnel du relaxant. Il pourra néanmoins, lorsque c'est nécessaire, être une étape de transition vers un travail individuel en relaxation ou en face-à-face.

Chapitre III

LES STRATÉGIES THÉRAPEUTIQUES

De par leur dimension thérapeutique, les relaxations nécessitent une démarche clinique fondée sur un diagnostic et une indication. Ce choix est orienté par la nature du symptôme d'appel, la démarche personnelle du sujet et l'expérience du thérapeute. Le *setting multiple* (chap. II.III.5) permet une large palette d'orientations qui s'articulent autour des trois niveaux thérapeutiques de la relaxation : physiologique, symbolique et comportemental ; et des indications plus ou moins spécifiques des différentes techniques.

I. — Les trois niveaux de relaxation

1. **Le niveau physiologique.** — Les trois niveaux de la relaxation coexistent toujours, mais il est possible de ne réaliser que le premier d'entre eux qui s'avère parfois suffisant, bien qu'il puisse sembler superficiel dans une conception psychosomatique. Il est cependant difficile de penser que « seul le corps se relaxe » car, même dans une séance de yoga, ou dans le training autogène « sec », qui se voudrait seulement corporel, la relation au relaxateur est opérante, le transfert existe et une part psychothérapique opère toujours. Si l'on ne considère que ce niveau de la détente physiologique et de l'état autogène, il faut tout de même remarquer qu'il constitue la seule caractéristique des thérapies en relaxation et ce qui

les différencie de la simple psychothérapie verbale. Nous devons donc insister sur l'importance fondamentale de ce premier niveau, sur son action propre et sur ce à quoi il donne accès. Les modifications physiologiques et psychologiques que nous avons décrites (chap. I.II) ne sont en rien négligeables, elles ont, à elles seules, d'importantes conséquences à long terme que l'on peut résumer en trois points :

— modification des seuils de sensibilité ;
— atténuation des affects ;
— remaniement des relations avec l'entourage.

La modification des seuils de sensibilité et de déclenchement des émotions est évidente, mais peu objectivable. Elle ressort tout d'abord de l'étonnement et de la prise de conscience des patients : « Je suis très surpris, mais je n'ai eu aucun stress depuis près d'un mois... », « C'est curieux, j'ai moins de contrariétés... », « Avant, la moindre chose m'angoissait, c'est un peu comme si ça ne me touchait plus... ». Ces réactions peuvent apparaître comme une conséquence directe du travail d'autoconcentration et de prise de conscience corporelle qui se traduirait par une sorte d'élévation des seuils de déclenchement de l'émotion. La modification des potentiels lents corticaux confirme cela et l'explique par une réduction de la composante anticipatoire dans la réponse motrice (chap. I.II.1). L'anticipation anxieuse semble donc relever pour une part d'un apprentissage que les états de relaxation sont capables de modifier spontanément.

L'atténuation des affects, quant à elle, peut être considérée, pour une part, comme la conséquence du réaménagement des seuils émotifs, mais aussi comme la conséquence directe du vécu psychosomatique dans l'expérience autogène. Schultz parlait d'*autosédation*, d'*autotranquillisation* et d' « amortissement de la résonance émotionnelle des affects ». Il évoquait en cela la constitution émotionnelle des troubles du comportement ou des affections psychosomatiques. La pratique du *training autogène* peut ainsi permettre de faire échec à cette constitution comme en témoigne cette patiente juive de Schultz qui vécut douloureusement la deuxième guerre mondiale à Berlin, dans l'illégalité, la clandestinité, les privations et l'angoisse de l'arrestation : « J'avais en 1929 suivi un *training autogène* et j'ai pratiqué la relaxation quotidiennement durant plusieurs années... Dans ces jours terribles, les exercices me furent d'une aide très grande. J'ai l'impression que c'est en grande partie grâce au *training autogène* que j'ai pu traverser ces années de terreur sans conséquences psychiques graves » (Schultz, 1958).

Cette moindre sensibilité au stress, à l'anxiété, aux « contrariétés », selon la formule populaire, modifie rapidement, et parfois durablement, les relations avec les autres. La prise de conscience de cette évolution est assez souvent médiatisée par l'opinion de l'entourage, surtout chez les sujets qui ont peu d'introspection. Ils rapportent ce qu'ils entendent à leur propos : « On me dit que je suis plus calme, que je ne m'énerve plus... Qu'est-ce que vous en pensez ? » La relaxation sera alors un bon outil de regard sur soi et d'accès à l'autonomie de la pensée. Mais, quel que soit le niveau d'introspection et de conscience du changement, le remaniement des relations avec les autres est toujours manifeste et souvent rapidement. Des résistances secondaires peuvent parfois apparaître si un travail psychologique était nécessaire, l'amélioration n'aura alors été que temporaire.

Cette évolution, qui peut paraître surprenante, procure un apaisement notable des patients qui présentent des tensions nerveuses, anxieuses, peut même permettre à une personne qui vit une névrose d'angoisse de ne plus ressentir ses symptômes. Cela n'est pas une guérison puisque le conflit intérieur est toujours présent et actif, mais, dans la mesure où la personne ne désire pas de thérapie ou après l'échec d'une prise en charge, la réduction de l'angoisse peut être un élément appréciable pour moins dépendre de médications anxiolytiques et pour peut-être permettre par la suite d'accéder à la dimension symbolique de la névrose.

La réduction de l'expression anxieuse peut également être protectrice des systèmes de régulation somatique et réduire la possibilité de constitution émotionnelle des maladies. C'est essentiellement le cas pour le système cardio-vasculaire pour lequel le *training autogène,* la sophrologie ou d'autres relaxations dites « somatiques » peuvent jouer un rôle protecteur en atténuant les facteurs anxieux de comorbidité. « L'action favorable du *training* sur les états hypertensifs ne fait aucun doute. De plus notre méthode peut être également utilisée comme prophylaxie des états hypertensifs » (Schultz, *op. cit.*). Des travaux récents avec diverses techniques d'entraînement à la relaxation ont confirmé cet effet régulateur du rythme cardiaque et de la tension artérielle. On peut également mentionner la réduction des crises d'asthme, des accès colitiques, des migraines, et de nombreuses symptomatologies fonctionnelles, quoique ces effets ne soient ni systématiques, ni obligatoires. Ils orientent les indications des relaxations dans la sphère psychosomatique (chap. III.II.3).

2. **Le niveau psychodynamique.** — L'humain est un être symbolique qui met le vécu conscient en relation avec son monde intérieur fondé sur l'ordre du symbole. La confrontation du relaxant avec son corps imaginaire est une voie d'accès à cette dimension inconsciente et une condition au travail psychothérapique. Ce niveau symbolique est ainsi l'objet du cycle supérieur de Schultz, du deuxième temps du *training autogène* progressif de Ranty, des relaxations de sens psychanalytique, de la méthode Ajuriaguerra, de la

relaxation à inductions variables. C'est le temps de l'élaboration psychique.

Il existe plusieurs caractéristiques de cette élaboration qui distinguent la cure de relaxation des autres psychothérapies : le lâcher prise, la régression, la verbalisation du vécu de la relaxation (chap. II.III.4).

C'est la prise de conscience intérieure qui introduit au symbole. Les associations sont libres envers cet objet transitionnel qu'est le corps en relaxation, et l'élaboration fantasmatique permet de solidifier le transfert qui alimente ce processus en énergie. Les sensations laissent place aux perceptions, aux associations, puis aux mots qui peuvent être échangés entre relaxant et relaxateur. Dans ce moment régressif, le corps, qui est au centre de la relation, devient le véritable catalyseur de l'élaboration. Le contenu de ce travail est très original, car il mêle l'éprouvé régressif à la fantasmatisation et à la libre association, et lève souvent plus facilement les résistances que le seul travail verbal en face-à-face.

L'intériorisation somatisante, selon l'expression de Geissmann, participe à la réassurance narcissique, au réinvestissement libidinal du corps et à la reconstruction de soi. « On peut assister chez des patients à une reprise de possession d'un sentiment de soi valable car s'appuyant sur une image du corps plus assurée, moins angoissée qu'auparavant » (*in* Schultz, *op. cit.*). Cette *reconstruction,* selon un terme souvent utilisé, ou encore cette *réunification* (S. Kepès), se fait tout particulièrement autour de la regénérescence libidinale du corps, spécifique des thérapies en relaxation. C'est également l'un des arguments qui oriente le thérapeute pour prendre en charge les difficultés sexuelles par cette approche thérapeutique (chap. III.II.4).

Quelques expériences particulières de séances très longues ou intensives ont suggéré l'idée selon laquelle l'accroissement de la sensorialité accélérait le processus psychodynamique, les réactions transférentielles et la profondeur de la régression (Budavari, *in RFRP*, n° 12). Cette observation, très importante pour la compréhension des mécanismes de la relaxation, relance l'intérêt d'une régression intensive dans un cadre psychothérapique, contre l'avis de nombreux relaxateurs psychanalystes. Notre pratique de la *verbalisation autogène* (chap. II.III.4) va également dans ce sens et confirme l'activation du processus psychodynamique au cours de cette verbalisation régressive.

Ce niveau symbolique de la relaxation est une étape indispensable dans la reconstruction du sujet, dans le même temps, ou à la suite, des deux autres niveaux qui ne lui sont pas incompatibles.

3. **Le niveau cognitif et comportemental.** — Ce niveau très controversé, critiqué ou rejeté, notamment par certains psychothérapeutes, n'en constitue pas moins une voie thérapeutique très utilisée et d'un grand apport dans les approches synthétiques ou intégratives. On peut également critiquer les comportementalistes pour qui la relaxation ne serait qu'un outil thérapeutique : « ... dans ces thérapeutiques, la relaxation n'est pas pour ces auteurs en elle-même facteur de changement ; elle permet seulement de mieux favoriser les "désensibilisations" » (Ranty, *op. cit.*). Le travail dans l'état autogène, puis, ou avec, une dimension psychodynamique, associant éventuellement une stratégie comportementale, permet de toucher aux trois niveaux d'organisation des pathologies psychologiques ou psychodynamiques : leur ancrage émotionnel dans le corps, l'organisation intrapsychique qui le sous-tend, et les mécanismes de conditionnement qui l'entretiennent. Cette dernière dimension est méconnue de nombreux thérapeutes, notamment proches d'une psychanalyse monolithique qui a instauré le primat de la pensée sur le corps. Le caractère secondairement organisé de ces pathologies, conditionné par la répétition du trouble émotionnel,

permet de comprendre que les symptômes ne disparaissent pas nécessairement au décours des thérapies verbales. Le travail simultané à ces deux niveaux permet habituellement d'activer la thérapie par le vécu positif de la levée des symptômes.

Cette dimension cognitive et comportementale est déjà inscrite dans Schultz dont les nombreuses formules visent à la résolution symptomatique. Le système, qui peut aujourd'hui nous paraître simpliste, semble avoir été peu opérant, que ce soient les formulations imagées (« Les cigarettes me sont absolument indifférentes »), les formulations organo-spécifiques (« Ma gorge est très fraîche »), les formulations de résolutions dites « volontaires », mais aussi l'induction de changements d'attitude. Les stratégies cognitives contemporaines permettent une approche plus efficace et codifiée, notamment dans le domaine des phobies.

Les comportementalistes utilisent essentiellement les méthodes de Schultz et de Jacobson selon un protocole accéléré (4, 5 ou 6 séances) pour induire la relaxation nécessaire au travail comportemental. Ils utilisent souvent l'enregistrement magnétique des séances pour faciliter l'entraînement quotidien chez soi. Le travail comportemental consiste alors à l'évaluation et au recensement des situations phobogènes, des conditions de réactivation de l'angoisse... La *désensibilisation systématique* de Wolpe consiste en la présentation progressive et hiérarchisée (exposition en imagination) de situations progressivement plus anxiogènes, en débutant par celles qui paraissent les moins chargées d'émotion. La simultanéité de cette présentation et de l'état de relaxation crée un nouveau lien de cette situation phobogène avec la détente de la séance, ayant pour conséquence l'extinction de la phobie. De nombreuses stratégies peuvent être imaginées à partir de ce protocole, dans le sens de l'affirmation de soi, de la désensibilisation phobique, de l'atténuation des obsessions... Comme dans d'autres schémas thérapeutiques, on travaille ici la dé-liaison, qui ne se réalise pas à un niveau verbal, mais émotionnel et comportemental.

De récents travaux comparatifs sur l'efficacité objective des différentes approches thérapeutiques ont montré la grande efficacité de ces thérapies dans le traitement des phobies et la stabilité de l'extinction des symptômes à long terme. Elles sont ainsi une voie spécifique des thérapies en relaxation, un outil thérapeutique trop souvent négligé par les psychothérapeutes, et qui peut aider à potentialiser les acquis d'une cure, même d'inspiration psychanalytique. En cela, les variations du *setting* peuvent permettre de faire une tranche de la thérapie dans cette orientation, c'est-à-dire en utilisant l'accès à l'état autogène pour permettre une évolution symptomatique et comportementale qui apparaît toujours comme positive.

II. — **Les indications**

On peut relever des attitudes différentes selon les thérapeutes et les « écoles » de relaxation en ce qui concerne les indications. Très schématiquement, les « écoles » les plus physiologiques ou somatiques proposent un tableau de correspondances entre les effets « objectifs » de la relaxation et des indications cliniques précises ; les écoles les plus orientées vers la psychodynamique et la psychanalyse ne s'occupent pas spécifiquement du symptôme d'appel, mais plutôt de la personnalité du relaxant et poseront des indications selon la structure de personnalité. Enfin, si nous nous sommes attaché à décrire essentiellement le cadre des relaxations dites « thérapeutiques », nous pouvons étendre ces indications à l'ensemble des relaxations hypnotiques, traditionnelles, mystiques, couvrantes ou découvrantes...

Il nous faut également insister sur l'importance et l'intérêt des relaxations thérapeutiques dont les spécificités ne sont pas suffisamment reconnues. Michel Erlich le rappelle en ces termes : « Malgré la variété de ses indications médicales, la relaxation est trop souvent présentée comme une technique de confort permettant l'apprentissage du bien-être et de la maîtrise du stress, qui s'acquiert brièvement à l'aide de formules magiques. Elle est également présentée de façon démagogique comme une alternative au médicament, comme une pratique écologique à la mode qui réconcilie l'homme total et son environnement » (*in* Marvaud, 1995). Il ne faut cependant pas oublier que les relaxations thérapeutiques sont toujours réalisées par des soignants, dans un cadre référencé, car elles ont des indications médicales que nous allons développer. Il est enfin important de rappeler que ce cadre nécessite qu'un diagnostic soit porté pour ensuite orienter le choix thérapeutique, ce qui ne peut être fait que par un thérapeute, psychologue, psychiatre ou médecin.

Plusieurs grilles d'indications de la relaxation furent proposées. Schultz, le premier, fit le détail des troubles fonctionnels et neurofonctionnels sur lesquels le *training autogène* était actif. Dans les éditions françaises du *Training autogène*, les applications médicales en furent longuement détaillées par Pierre Geissmann, et les applications neuro-psychiatriques, par Robert Durand de Bousingen. Michel Sapir, en 1962, en précisa les indications en médecine générale, et J.-G. Lemaire, en 1964, les systématisa en trois groupes : indications somatiques ; indications psychiatriques et indications prophylactiques, distinguant ainsi des pathologies (fonctionnelles ou psychologiques à résonance somatique et psychiatriques manifestes) et des non-pathologies nécessitant un entraînement préventif. Jean-Pierre Meyer séparera également trois indications selon les structures de personnalité : 1 / Indications sur personnalités névrotiques et pathologiques ; 2 / Indications sur des caractères fonctionnels et psychosomatiques ; 3 / Indications à portée existentielle (*in* Hissard, 1988).

La multiplicité de ces classements en montre la difficulté et l'orientation qui est toujours idéologique. Nous allons essayer d'être assez complets, sinon exhaustifs, en déclinant les indications ou applications des relaxations en médecine, en psychiatrie, dans le domaine psychosomatiquc, en sexologie, enfin dans le domaine populaire du stress. Nous terminerons cet inventaire par une courte réflexion sur les éventuelles contre-indications de la relaxation.

1. **En médecine.** — Le *training autogène* a été la méthode de relaxation la plus utilisée en médecine, avec la technique de Jacobson, l'eutonie et la sophrologie. Leurs applications ont été nombreuses avec des résultats parfois si manifestes et constants (asthme, syndromes douloureux, orthophonie) qu'elles font partie des moyens thérapeutiques reconnus dans ces domaines.

L'asthme apparaît comme un modèle d'affection multifactorielle pouvant présenter sous un même aspect clinique une maladie fortement organisée au plan biologique ou très dépendante de facteurs relationnels. La relaxation psychothérapique est ainsi bien indiquée pour permettre la prise de conscience du corps et modifier les seuils de sensibilité aux difficultés relationnelles. L'évolution de la maladie asthmatique est souvent très favorable lorsque se fait conjointement une prise en charge par un pneumologue ou un allergologue et un psychothérapeute relaxateur. Deux méthodes ont été plus particulièrement utilisées : la méthode de Jacobson et le cycle inférieur du *training* de Schultz dans une orientation physiologique de maîtrise corporelle et de contrôle respiratoire. Les relaxations psychothérapiques « découvrantes » semblent cependant mieux indiquées car elles permettent la prise de conscience du conflit intérieur, fréquent conflit de dépendance à la mère, et son dépassement. Ce point sera réenvisagé plus loin dans les indications en psychosomatique (chap. III.II.3).

La douleur constitue l'un des grands champs d'application des relaxations en médecine. Essentiellement par la modification du seuil de sensibilité à la douleur, notion individuelle et subjective, bien distincte du seuil de perception de la douleur qui est, quant à lui, très similaire chez tous les individus et prédéterminé. Au plan physiologique, la relaxation agit sur l'ensemble de nos comportements appris, soit par le biais d'un réapprentissage, soit par la mobilisation de fonctions qui interviennent sur la modulation du comportement. Au plan psychorelationnel, le seuil de sensibilité à la douleur, acquis très tôt au cours de l'éducation infantile, est en réalité le reflet de notre propre histoire, de notre relation aux êtres et au monde, et fonction des attitudes de l'entourage, qu'il soit inquiet, attentif, indifférent ou même rejetant.

A ses trois niveaux thérapeutiques, la relaxation intervient sur la perception de la douleur : dans sa dimension physiologique, par une focalisation et un détournement de l'attention ; dans sa dimension relationnelle, en comprenant le lien entre l'expression de la douleur et le désir de réassurance infantile ; dans sa dimension de conditionnement, en travaillant la déliaison entre l'expression de la douleur et la survenue des événements. Les applications peuvent ainsi en être nombreuses. Elles ont surtout été développées dans les douleurs chroniques et dans l'accompagnement anesthésique.

Historiquement, Kammerer puis Geissmann et Durand de Bousingen citent son application à la douleur du membre fantôme des amputés, qui permettait une sédation par un détournement de l'attention et des exercices du *training autogène* (lourdeur, chaleur) sur les membres sains. Puis, les équipes du suivi de la douleur chronique ont élaboré des organigrammes pour la prise en charge psychologique et comportementale de la douleur dans lesquels la relaxation tient une place essentielle : « L'apprentissage de la réponse de relaxation concerne les situations statiques (position allongée, assise) mais doit veiller à la généralisation dans des situations dynamiques (lors du mouvement, de la marche). La répétition en imagination peut constituer une étape intermédiaire de l'utilisation *in vivo,* selon une procédure dérivée de la désensibilisation systématique » (Boureau *et al., in* Hissard, 1988). La relaxation est ici intégrée à d'autres stratégies cognitives : auto-instructions positives, détournement de l'attention ou réétiquetage de la douleur. Cette approche intégrative est utilisée dans la plupart des tableaux douloureux chroniques : douleurs de lésions nerveuses, céphalées, migraines, douleurs rhumatismales, lombalgies...

Les douleurs d'installation brutale et d'intensité suraiguë, comme la névralgie du trijumeau, le cluster headache, ou des douleurs fulgurantes occasionnées par des lésions nerveuses centrales, semblent moins sensibles à cette approche de la relaxation. Les patients présentant des douleurs d'origine somatique paraissent également mieux répondre à une approche plutôt physiologique de la relaxation que les patients souffrant d'algies psychogènes (Bruxelles, *in* Hissard, 1988).

Analgésie. Schultz (1958) signalait déjà cette possibilité du *training autogène* d'« amplifier » ou de « réduire » les sensations « par voie suggestive », une propriété qui apparente encore le *training autogène* à l'hypnose. Il recommandait alors « de faire l'expérience de l'analgésie » en suggérant au sujet le rafraîchissement de la face dorsale de sa main en se concentrant sur la formule : « Le dos de ma main est indolore » ou « Pas de douleur sur le dos de ma main qui est fraîche ». Il testait ensuite la réactivité du sujet en pratiquant une série de 4 à 8 piqûres sur le dos de chaque main. Sur une série de 1 500 sujets témoins, 50 % notaient un abaissement de la sensation douloureuse dès le premier exercice et 8 % présentaient une anesthésie totale de la main. Schultz développera ainsi des anesthésies de l'oro-pharynx, des conjonctives ou des parties génitales externes chez la femme, dans le cadre de soins médicaux. Mais c'est dans le domaine de l'anesthésie dentaire que cette application a trouvé le plus d'extension. Schultz rapporte la « stupéfaction » de chirurgiens-dentistes à qui il avait appris sa méthode autogène, de pouvoir travailler avec des patients lorsqu'ils étaient suffisamment entraînés. Des interventions ordinairement très douloureuses étaient supportées « sans réaction aucune ». Le *training autogène,* mais surtout la sophrologie, ont ainsi été très utilisés pour leurs propriétés hypnotiques par les dentistes, pour induire ou accompagner l'analgésie.

Cancérologie et soins palliatifs. De par son accompagnement de la douleur chronique et ses possibilités de prise de conscience corporelle, la relaxation a été inclue dans de nombreux protocoles en cancérologie et en soins palliatifs, en association aux chimiothérapies antimitotiques. La plupart des méthodes sont utilisées dans ce cadre, *training* de Schultz, Jacobson (Ancelin-Schützenberger, 1988), yoga, eutonie, sophrologie (Boulet, 1988). L'un des impératifs de ces protocoles est de permettre une relaxation rapide que le patient puisse obtenir en quelques minutes, et qu'il puisse pratiquer 3 à 5 fois par jour, avec parfois l'induction d'un soignant, infirmière, médecin, kinésithérapeute...

Certains préconisent, à cet effet, l'enregistrement sur cassette de la séance de relaxation sophrologique que le patient peut ensuite utiliser (Boulet, *op. cit.*). L'objectif de cette approche en relaxation est de rendre le patient actif, de lui permettre de prendre part au protocole de soin, de dédramatiser le corps et la maladie, d'apaiser l'angoisse, d'atténuer les effets secondaires de la chimiothérapie. Certains exercices de « contrôle » respiratoire et de prise de conscience du diaphragme sont destinés à dépasser les réflexes nauséeux. Enfin, des « visualisations » positives, proches des immersions cognitivo-comportementales, permettent de renforcer la confiance en soi et l'observance du traitement (Boulet, *op. cit.*).

Pathologies cardio-vasculaires. Les pathologies fonctionnelles de la sphère cardio-vasculaire sont nombreuses et on sait combien les symptômes fonctionnels s'organisent secondairement dans des formes chroniques qu'il est alors difficile de faire évoluer. C'est le cas en premier lieu de l'hypertension artérielle essentielle, mais aussi de certaines tachycardies émotionnelles, et de l'angine de poitrine. Le stress et l'anxiété président à tous ces tableaux, dominés par les réactions émotionnelles de la personnalité et aggravés par l'état du système cardio-vasculaire et les facteurs de risque.

Dans ce contexte, la relaxation peut jouer le même rôle que certaines thérapeutiques à visées protectrices comme les bêta-bloquants qui mettent le système cardio-vasculaire à l'abri du stress en bloquant les récepteurs qui reçoivent les influx anxieux du système nerveux central. L'impact de la relaxation se fait alors en amont et de façon plus globale sur le système nerveux et la personnalité. Elle nécessite cependant une motivation et un engagement personnels, si possible dans une relaxation psychothérapique, qui ne se contente pas d'un simple effet physiologique. Elle nécessite également d'être engagée très tôt, dès les premiers signes de tachycardie, de douleur thoracique ou d'hypertension labile, afin que le trouble ne soit pas encore organisé. Elle nécessite enfin d'être engagée en accord et en parallèle avec le suivi cardiologique : il ne s'agit pas d'une alternative relaxation ou médicament, mais d'une recherche d'équilibre psychosomatique au long cours par le suivi conjoint du psychothérapeute-relaxateur et du cardiologue.

Le stade de chaleur du *training autogène,* qui correspond à une vasodilatation périphérique objective, contribue à l'équilibre des syndromes hypertensifs, tandis que l'amortissement de la « résonance émotionnelle des affects », selon le terme consacré, est un protecteur émotionnel du système cardio-vasculaire. Un travail cognitif spécifique peut également permettre une restauration de l'image de soi dans la phase dépressive du postinfarctus.

La plupart des centres de postcure cardiologiques offrent cette possibilité, et le *training autogène* est la méthode la plus souvent pratiquée. Il est cependant regrettable que ce suivi ne soit pas systématique car les résultats en sont particulièrement significatifs et encourageants (Benhamou *et al., in* Hissard, 1988) avec la possibilité, pour une part des hypertensions débutantes, de trouver un équilibre sans médication, avec, pour d'autres, la réduction des accès angineux ou de tachycardie et un meilleur confort psychologique permettant l'accompagnement des traitements médicamenteux indispensables.

Neurologie. Schultz rapporte lui-même l'intérêt de l'entraînement par le *training autogène* dans les tremblements neurologiques, ou du moins sur la composante émotionnelle de ces tremblements. En ce qui concerne la maladie de Parkinson, le tremblement est au contraire augmenté en cours d'exercice de relaxation par la levée du tonus musculaire de défense (Schultz, 1958). D'excellents résultats ont souvent été obtenus par le *training autogène* et sa dimension psychothérapique dans les syndromes subjectifs des traumatisés crâniens. Binder (cité par Schultz) obtint 95 % d'améliorations significatives (disparition des vertiges, céphalées, bourdonnements d'oreilles...) sur une série de 120 cas de traumatisés crâniens suivis en relaxation. Enfin, des résultats variables ont pu être observés dans les spasmes, tics ou mouvements anormaux, en raison de la part variable de leur organisation somatique.

Autres domaines. De nombreuses autres applications ont été proposées : en *rhumatologie* pour l'atténuation des algies chroniques qui sont souvent majorées par l'hypertonie musculaire et la fixation anxieuse sur la région douloureuse ; en *gastro-entérologie* dans la composante anxieuse de l'ulcère gastro-duodénal, et dans les tableaux chroniques de colite spasmodique dont le résultat symptomatique est cependant très aléatoire du fait de la fréquente composante obsessionnelle des personnalités colitiques qui constitue un frein et parfois une contre-indication à la relaxation ; en *ophtalmologie* où une composante anxieuse et de personnalité est associée à certains tableaux cliniques (fatigue oculaire, défaut d'accommodation) et notamment au glaucome qui pour une part apparaît de constitution émotionnelle et dont on a montré que le *training autogène* pouvait produire une baisse significative de la pression intra-oculaire (Mentz) ; en *dermatologie* où la forte composante psychosomatique est une bonne indication de relaxation psychothérapique de certains eczémas ou du psoriasis.

Psycho-prophylaxie. L'obstétrique a développé des techniques psycho-prophylactiques très spécifiques de relaxation avec la préparation à l'accouchement et ce qui a été nommé « l'accouchement sans douleur. » En effet, l'hypertonie musculaire de la femme anxieuse qui approche de l'accouchement sera souvent génératrice de douleurs. Pour rompre avec la malédiction ancestrale consciencieusement entretenue par l'éducation (« Tu enfanteras dans la douleur »), les techniques d'accouchement sans douleur utilisent des relaxations pour la résolution musculaire et des exercices respiratoires pour accompagner les efforts du travail. La relaxation progressive de Jacobson a été pendant longtemps très utilisée dans ce contexte, mais également l'abord corporel thérapeutique (Chene, *in* Hissard, 1988) et surtout la sophrologie à laquelle ont été formées de nombreuses sages-femmes. La relaxation induit ainsi un climat de sécurité, réduit les signes d'accompagnement (nausée, vomissements, constipation, irritabilité, insomnie) (Schultz), permet une meilleure connaissance et perception du petit bassin et prévient l'incontinence urinaire du post-partum (Cotelle, *in* Hissard, 1988).

2. **En psychiatrie.** — Le terme d'*indication* semble plus facilement posé en médecine, dans des syndromes qui peuvent être réduits par l'action physiologique directe des relaxations. Il l'est moins en psychiatrie où le symptôme est fortement multidéterminé tant par des prédispositions individuelles que par la psychodynamique. Certains thérapeutes ont ainsi fait disparaître l'idée d'indication ou de contre-indication des relaxations dans le cadre large des relaxations psychanalytiques qui permettraient d'aborder tous les désordres psychocomportementaux : « Une réponse nosologique n'est guère possible. En effet, peuvent bénéficier de la Relaxation à Induction Variable (RIV) des malades somatiques et psychiatriques très divers. Ce n'est pas la maladie qui fait penser à la RIV mais bien le patient, qu'on puisse lui mettre une étiquette nosologique ou pas » (Sapir, *in* Marvaud, 1995). Ce point de vue est légitime pour les démarches personnelles et une large part des évolutions névrotiques. On peut cependant préciser des indications, des orientations de certaines méthodes, et des contre-indications d'autres techniques, selon la nosographie.

Les névroses. C'est l'idée première de Ferenczi *(op. cit.)* que les patients névrotiques en état de résistance présentent souvent « une raideur exagérée des membres », et que « avec les progrès de l'analyse, la résolution des tensions mentales pourrait bien entraîner la disparition de la tension psychique ».

La résolution de la tension corporelle en relaxation mobilise les défenses et fait des relaxations psychothérapiques et analytiques (Sapir, Ajuriaguerra...) une voie thérapeutique privilégiée dans les névroses d'angoisse et les névroses phobiques. Le champ des névroses ne peut cependant se suffire du seul niveau physiologique de la relaxation, et le conflit inconscient nécessite une dimension symbolique et psychothérapique. C'est en cela qu'il n'y a pas d'indication de la relaxation selon les symptômes névrotiques qui ne sont que l'expression dans le corps du conflit intérieur.

Schultz, qui donnait beaucoup d'importance aux symptômes, note cependant la réduction des signes d'accompagnement de l'angoisse dans les névroses *(op. cit.)*. Selon les mots d'Yves Ranty *(op. cit.)*, la relaxation apporte à l'anxieux un « bon objet interne sécurisant », elle réduit la symptomatologie (crises, attaques de panique...) et augmente la confiance en soi par la prise de conscience corporelle.

La névrose obsessionnelle n'est habituellement pas une indication des relaxations, pour éviter d'obsessionnaliser à nouveau le patient par les rituels de la cure et de l'induction. De nombreux exemples chez des obsessionnels montrent cependant l'intérêt de cette approche lorsqu'elle est réellement psychothérapique et que le patient est très motivé par la dimension sensorielle du vécu corporel. Cette nouvelle perspective peut ainsi être libératrice de rituels comportementaux.

Les névroses phobiques sont par contre d'excellentes indications des trois niveaux de la relaxation, de la sédation de l'angoisse, de la compréhension du conflit et surtout du déconditionnement des phobies. Cette dernière, par la désensibilisation systématique de Wolpe, dans la mesure où les évitements appris persistent souvent après la résolution du conflit intérieur et nécessitent un déconditionnement comportemental. Il est enfin très important de rappeler que ce n'est pas parce qu'un patient présente un signe ou une expression corporelle de sa souffrance intérieure qu'il est une indication de la relaxation. Certaines névroses d'angoisse très somatisées offrent beaucoup de résistance à une attention portée sur le corps, et l'entrée en relaxation ne sera possible qu'après une phase psychothérapique suffisante. La relaxation des personnalités hypochondriaques ne sera également possible que lorsque le bénéfice de l'expression symptomatique dans le corps sera abandonné et donc que le conflit intérieur aura déjà été abordé.

Les psychoses. « En principe il est généralement admis que les psychoses ne constituent pas une indication du *training autogène,* et même que la présence d'une affection d'ordre psychotique contre-indique ce traitement. » Cette affirmation de Geissmann et Durand de Bousingen *(op. cit.)* a longtemps été intangible. Ils précisaient que la transformation du contact avec la réalité que procure la relaxation ne peut qu'aggraver ces patients qui, le plus souvent, ne peuvent pas en faire l'apprentissage. De nombreuses expériences de suivi de psychotiques en relaxation en ont cependant montré l'intérêt mais rappelé la prudence nécessaire. Cette prise en charge ne peut être que le fait d'un psychothérapeute suffisamment aguerri dans le suivi des psychotiques, elle se fera le plus souvent en institution et dans le cadre d'un projet thérapeutique bien défini par l'équipe soignante. La relaxation peut ainsi constituer un cadre thérapeutique permettant de préciser les limites du corps, la fonction de l'enveloppe corporelle, le vécu des émotions... avec un aménagement des modalités de la cure et des techniques d'induction, afin d'être très peu interprétatif et de ne pas donner prise au délire. Éliane Baron a ainsi adapté une approche corporelle thérapeutique de groupe qui est d'un apport certain dans l'évolution de ces patients (*in* Hissard, 1988), et l'école de sophrologie avec Alain Donnars a montré l'intérêt de la relaxation dynamique dans les états limites et les psychoses, toujours avec les réserves que nous avons énoncées et l'expérience d'un psychiatre ou d'un soignant expérimenté (*in* Marvaud, 1995).

Les toxicomanies. La relaxation n'est pas un traitement des toxicomanies, mais, de par leur travail sur l'angoisse et la réunification du corps, les thérapies en relaxation ont souvent été proposées avec succès dans les toxicomanies et l'alcoolisme. Schultz lui-même *(op. cit.)* avait suivi de nombreux cas d'alcoolisme, de tabagisme et de dépendance à la morphine et à la cocaïne. En deçà du conflit intrapsychique de la dépendance qui nécessite une prise en charge psychothérapique spécifique, la relaxation permet d'aider à la sédation anxieuse et au déconditionnement des circonstances déclenchantes (niveaux 1 et 3 de la relaxation). Les psychothérapies de relaxation peuvent alors être d'un apport très appréciable. C'est dans les cures de déshabituation alcoolique que les relaxations sont le plus répandues avec des techniques dérivées du *training autogène* de Schultz, par l'abord corporel thérapeutique (Ropert), par la relaxation dynamique de Caycedo (Badiche), la relaxation statico-dynamique (Hissard), ou la relaxation de sens psychanalytique (Monjauze). Marie-José Hissard ébauche un profil de l'alcoolique « relaxable », suffisamment motivé pour s'engager dans la relation psychothérapique en relaxation, suffisamment décidé à renoncer de réagir agressivement à l'abstinence alcoolique. Dans ces conditions d'engagement personnel et de soutien familial, les résultats en relaxation sont très encourageants : « La relaxation n'est pas un traitement universel et standardisé de l'alcoolisme, c'est un moyen de se libérer de tensions emprisonnantes dont les formes sont multiples et les causes infinies » (Hissard, *in* Marvaud, 1995).

Les troubles du sommeil. Le symptôme « trouble du sommeil » n'a pas de sens en soi car nous n'observons en réalité que des répercutions sur le sommeil d'une infinité de situations, réactionnelles ou névrotiques, dont la chronicisation devient pathologique par conditionnement d'une difficulté d'endormissement, d'un éveil nocturne, qui sont entretenus par le lien qui s'est organisé avec les situations déclenchantes.

De par ses trois niveaux, la relaxation peut être d'un apport intéressant dans l'induction ou la poursuite du sommeil, par la possibilité de résolution musculaire et d'attention sélective, par le reconditionnement des conditions de l'endormissement. Le *training autogène* a été très utilisé dans ce sens, mais également l'eutonie et la sophrologie. L'un des effets indirects les plus sensibles des cures de relaxation, quelle qu'en soit la méthode ou l'orientation thérapeutique, est le rapide retour du sommeil, témoin du rééquilibre psychosomatique.

Chez l'enfant et l'adolescent. De nombreuses applications ont été proposées chez l'enfant en raison du caractère anxiolytique de la relaxation, sur le modèle pédagogique de la prise de conscience corporelle, et en raison de la médiatisation par le corps et l'émotion lorsqu'une thérapie verbale ne peut être engagée. Les premières réactions de l'enfant avec le monde sont tonico-émotionnelles, les relaxations viennent enrichir ce dialogue sur un même registre. Le *training autogène classique* a été utilisé chez des enfants de 6 à 7 ans, plus habituellement à partir de 10 ans (Geissmann). Mais c'est surtout Jean Bergès qui a développé et adapté le *training* à l'enfant et l'adolescent, en cure individuelle ou de groupe. La cure doit être adaptée à son âge, à son niveau de développement et à ses centres d'intérêt. Comme le rappelle Henri Wintrebert : « Alors que chez l'adulte, la relaxation correspond à un plaisir... il n'en est pas de même pour l'enfant. Privé du mouvement, celui-ci perd très facilement et très vite les références spatio-temporelles le reliant au milieu et ne peut réagir contre cette perte que par l'augmentation de sa tension interne » (*in* Marvaud, 1995). Les échanges ludiques et l'approche psychomotrice permettront cette adaptation à chaque enfant, à chaque adolescent. L'orthophonie et la phoniatrie ont particulièrement intégré les relaxations dans leur appareil technique, essentiellement le *training autogène,* la sophrologie ou des aménagements particuliers comme la « relaxation les yeux ouverts » associant des manœuvres de contraction-détente et des soupirs (Le Huche, 1988). Tous ces accompagnements psychothérapiques en relaxation ont fait leurs preuves et montré leur efficacité en comparaison avec la seule psychothérapie verbale.

Médicaments et relaxation. Poser la relaxation comme une alternative à un traitement médicamenteux ou la relaxation comme une médecine douce est un faux problème et un problème faux. Nous avons longuement précisé combien la relaxation est une approche intégrative à la recherche d'un équilibre psychosomatique. Si elle permet d'alléger une thérapeutique ou qu'une médication ne soit plus nécessaire, elle y aura contribué, mais il existe aussi de nombreuses stabilisations au long cours qui nécessitent la poursuite d'un traitement et d'une approche psychothérapique. On peut penser aux traitements neuroleptiques des psychoses, aux antidépresseurs dans les épisodes dépressifs, aux antihypertenseurs si la tension artérielle ne se régule pas malgré un bon niveau d'entraînement en relaxation. Une bonne communication entre le relaxateur et le prescripteur, qui peut parfois être le thérapeute, est indispensable pour faire des essais thérapeutiques et les adapter aux progrès en relaxation. Il n'est ainsi pas exclu, en début de cure où la réactivation anxieuse est trop importante, de proposer une courte prescription anxiolytique pour permettre l'entrée en relaxation, prescription qui pourra être interrompue par la sédation anxieuse de la relaxation qu'elle aura elle-même favorisée.

3. **En psychosomatique.** — Le terme de *psychosomatique* est si naturellement intégratif des dimensions psychique et somatique qui nous constituent que tout ce qui concerne l'humain peut être qualifié de *psychosomatique.* Dans cette perspective, la relaxation apparaît comme une approche intégrative qui trouve en ce domaine de nombreuses applications : asthme bronchique, hypertension artérielle, affections dermatologiques, eczéma, psoriasis, vitiligo, affections gastro-entérologiques, ulcère gastro-duodénal, colite spasmodique, maladie migraineuse... et qui, pour certains patients, présente l'intérêt de ne pas négliger le corps dans lequel ils souffrent : « La relaxation psychothérapique est une technique à soubassement organique qui permet de prendre en charge des problèmes corporels liés à des difficultés d'origine psychique ; de ce fait, elle est parfaitement appropriée aux phénomènes psychosomatiques » (S. Cady, *in* Hissard, 1988).

Le passage du corps réel au corps imaginaire donne accès à une autre dimension de soi-même capable d'une élaboration libératrice. Seules les relaxations psychothérapiques découvrantes, et de sens analytique ou à inductions variables, seront ici indiquées. Les techniques d'entraînement physiologique et à dimension hypnotique ou mystique (sophrologie, zen, méditation) ne s'adressent pas à l'organisation psychosomatique mais à sa seule composante corporelle. En cela, elles sont insuffisantes à l'encontre d'un discours populaire qui nomme *psychosomatique* l'ensemble des somatisations fonctionnelles et leur indique les relaxations dites « naturelles ». Pour être *psychosomatique,* une relaxation ne peut être que psychothérapique.

4. **En sexologie.** — Le symptôme sexuel est à la fois méconnu et peu pris en charge en tant que tel, en raison d'un présupposé qui fait de lui un symptôme névrotique et l'expression d'un conflit infantile. Pour une part, il relève de cette dimension névrotique mais possède un statut à part du fait de son rôle dans la relation à deux : *le symptôme sexuel est un symptôme relationnel.* En cela, il ne se déplace pas lorsqu'il disparaît.

Pour une large part, le symptôme sexuel associe une dimension névrotique conflictuelle, un trouble de l'apprentissage et une forte émotivité sexuelle. Il nécessite un abord spécifique auquel sont formés les psychothérapeutes sexologues et dans lequel les relaxations tiennent une place privilégiée : dysfonction par excès de tension chez l'homme et chez la femme, dysérection, impuissance circonstancielle, éjaculation retardée, vaginisme, dyspareunies ; troubles de la réalisation sexuelle, anéjaculation, anorgasmie ; troubles du désir...

L'éjaculation rapide primaire peut parfois bénéficier d'une approche en relaxation, mais elle est en général insuffisante ou doit être intégrée dans un protocole comportemental. L'hypnose classique ou ericksonienne a été proposée, avec des résultats variables qui traduisent la nature hétérogène du symptôme sexuel et la nécessité d'une approche sexologique spécialisée, individuelle, mais le plus souvent en couple. La cure classique de Schultz et la relaxation à induction variable ont été cependant aménagées selon des spécificités sexologiques : amélioration de l'écoute sensorielle, érotisation du corps et développement des possibilités fantasmatiques (Hédon). Suzanne Kepès a été l'initiatrice des inductions variables descriptives de l'anatomie intime et des organes internes, support de la construction imaginaire d'un appareil génital inexistant chez la femme en difficulté sexuelle (*in* Marvaud, 1995). Des inductions anatomiques minutieuses : « Le muscle souple de mon vagin... sa douceur accueillante... la beauté nacrée de mes ovaires... », permettent un travail d'élaboration verbale et sensorielle qui accompagne l'épanouissement personnel et sexuel (Kepès et Brenot, 1998).

5. **Stress et relaxation.** — Ce chapitre n'a pas de justification au seul plan de la clinique, car les manifestations du stress ne sont que l'expression anxieuse de difficultés d'adaptation. Il est cependant nécessaire pour lever des malentendus car la relaxation est populairement liée au stress dont elle est la thérapeutique naturelle. Dans les médias et la connaissance populaire, on entend par *relaxation* des méthodes très variées, au premier plan la sophrologie, l'hypnose, assez souvent des états de relaxation induits par acupuncture, les méditations, zen, yoga... Les relaxations dites thérapeutiques et psychothérapiques sont souvent peu connues ou craintes de par leur caractère psychothérapique et du fait qu'elles sont pour une part pratiquées par des psychiatres. Populairement, on entend par *stress* toutes les manifestations fonctionnelles des syndromes d'adaptation : migraines, douleurs digestives, palpitations, insomnie, fatigue, anxiété... mais aussi les manifestations névrotiques : angoisse, phobies, panique, spasmophilie...

Mais il n'y a pas de bon et de mauvais stress, de petite et de grande pathologie, ces difficultés de vie ne sont pas d'un ordre différent de celles que nous avons évoquées dans les pages précédentes. Le stress n'est pas un degré mineur de l'anxiété, il signe la sensibilité individuelle au déclenchement des réactions émotionnelles. Enfin, sous le terme populaire de *spasmophilie,* il ne s'agit pas non plus d'une affection banale qui dépendrait d'un déficit en calcium ou en magnésium, mais d'authentiques crises d'angoisse paroxystique parfois appelées « attaques de panique » et survenant dans un contexte dépressif. Tous ces symptômes nécessitent que soit fait un diagnostic d'orientation afin d'indiquer ou non une relaxation et le mode relationnel le plus approprié à l'expression psychosomatique ou à la personnalité du patient.

6. **Contre-indications.** — S'il est des indications, il est aussi des contre-indications, et une orientation médicale préalable est nécessaire qui permette de comprendre le malaise existentiel, de préciser une éventuelle psychopathologie et de diagnostiquer une pathologie organique inaperçue ou méconnue. La première contre-indication serait donc de « faire une relaxation » seulement parce qu'un tel me l'a recommandé, de choisir la relaxation plutôt qu'un traitement médical parce qu'un autre me l'a conseillé. Le diagnostic médical d'orientation est un impératif, même, et surtout, lorsque cette relaxation est pratiquée par un non-médecin, car l'orientation psychosomatique est toujours un diagnostic d'élimination. On peut citer le cas d'un patient ayant une hypertension artérielle, qui était seulement suivi en relaxation et qui a fait un accident vasculaire cérébral, car il nécessitait un traitement de son hypertension ; le cas d'un homme suivi en relaxation pour impuissance qui n'avait pas été exploré et présentait un adénome à prolactine dont l'impuissance était le seul signe ; ou encore cette femme anxieuse dont la relaxation « se faisait » difficilement et qui se suicida au cours de la cure, car son relaxateur non médecin et non psychothérapeute n'avait pu diagnostiquer l'épisode dépressif majeur. Mais ensuite, lorsque l'orientation est précisée, l'engagement dans les modalités de la cure ne regarde que le relaxant et le relaxateur qu'il a choisi.

En ce qui concerne la relaxation, elle présente en elle-même peu de contre-indications (CI) intangibles. Schultz, qui les restreignait aux maladies à lésions organiques structurelles, ne posait qu'une seule CI formelle dans les paralysies motrices de type périphérique et dans les troubles étendus des sensibilités. Là encore un diagnostic médical aura levé ce doute. Il affirmait enfin que l'âge n'était en rien une CI et qu'il avait suivi plusieurs patients de plus de 70 ans.

Pierre Geissmann ajoutera la CI des pathologies organiques, notamment dans certains exercices de vasoconstriction ou de vasodilatation, il cite un cas de décès par infarctus du myocarde en cours de relaxation. Il précisera enfin la contre-indication dans les psychoses et états délirants, que nous avons discutée plus haut.

C'est enfin Michel Sapir qui réaffirmera ces rares CI chez les sensitifs, dans l'anorexie mentale et les phases dépressives majeures : « Les contre-indications sont rares, mais elles existent. Ainsi la mélancolie. Un abord par la relaxation à inductions variables peut être dangereux. Le recours classique au traitement chimique ou physique est bien entendu toujours valable » (Sapir, 1993, *op. cit.*).

Dans ce chapitre des contre-indications, seuls ont été mentionnés le *training autogène* de Schultz et la relaxation à inductions variables de Michel Sapir, car ce courant des relaxations thérapeutiques est le seul à avoir suffisamment élaboré sa technique, sa théorie et précisé ses indications. En ce qui concerne l'hypnose, il est déconseillé de la pratiquer avec des personnalités labiles, dépendantes et des psychopathologies lourdes. Il est cependant évident que les contre-indications sont les mêmes pour les autres techniques de relaxation, car l'état autogène n'est pas différent.

7. **Les stratégies thérapeutiques.** — Au terme de ce parcours qui met en évidence l'intérêt des relaxations dans un large éventail d'orientations et d'indications thérapeutiques, il apparaît important de rappeler et de schématiser les stratégies prophylactiques ou thérapeutiques. Les relaxations peuvent bénéficier à chacun d'entre nous avec des objectifs très différents et personnels : à un niveau prophylactique, d'entraînement à la concentration ou à la détente pour les uns, à un niveau thérapeutique et suivant un point d'appel symptomatique pour les autres.

La relaxation prophylactique, c'est-à-dire préventive ou de préparation à l'action, a été développée chez les sportifs et pour l'entraînement à la concentration mentale. On a en mémoire, dans les années 1970-1975, les résultats remarquables de l'équipe suisse de ski alpin préparée par la sophrologie. Le *training autogène* a été souvent intégré à la préparation du sportif de haut niveau. La préparation des examens peut également bénéficier très profitablement, par la relaxation, d'un même entraînement favorisant la concentration et réduisant l'anticipation. Et c'est dans le milieu du travail et des grandes entreprises que la relaxation a été proposée dans un but prophylactique par des séances de groupe au *training autogène* ou en sophrologie. Malgré d'excellents résultats, comme la réduction de l'absentéisme et un meilleur confort relationnel, ces expériences ont été rarement suivies et n'ont, en aucun cas, été généralisées, alors que ce niveau préventif des relaxations, notamment par l'entraînement en groupes, est certainement l'une de ses dimensions les plus originales et efficaces.

La relaxation thérapeutique sera proposée par un médecin, un paramédical, un soignant, après un diagnostic d'orientation. Suivant le symptôme d'appel, la personnalité et le désir du patient, une technique plus ou moins directive, couvrante ou découvrante sera proposée. Un premier niveau de sédation de l'angoisse et de résolution musculaire peut être suffisant ; il peut également permettre d'engager une relation psychothérapique pour accéder à un équilibre psychosomatique au long cours. Aucun niveau de relaxation n'exclut les autres. Cette souplesse de la prise en charge peut permettre de connaître la relaxation dans une séance de groupe, de la poursuivre dans une thérapie individuelle et de la mener au terme que l'on désire pour un meilleur épanouissement personnel...

BIBLIOGRAPHIE

Auriol B., *Introduction aux méthodes de relaxation*, Toulouse, Privat, 1979.

Bergès J. et Bounes M., *La relaxation thérapeutique chez l'enfant*, Paris, Masson, 1974.

Brenot Ph., *Relaxation,* in « Les objets de la psychiatrie », L'Esprit du temps, 1997, 534-536.

Brenot Ph. La verbalisation autogène, *RFRP*, 1997, 18, 159-169.

Dolto F., *L'image inconsciente du corps*, Paris, Seuil, 1984.

Durand de Bousingen R., *La relaxation*, Paris, PUF, 1971.

Ferenczi S., *Psychanalyse*, Paris, Payot, 1982, vol. IV (1927-1933).

Geissmann P. et Durand de Bousingen R., *Les méthodes de relaxation*, Bruxelles, C. Dessart, 1968.

Hissard M. J. (sous la dir.) *Les relaxations thérapeutiques aujourd'hui*, Paris, L'Harmattan, 1988, 2 vol.

Jacobson E., *Progressive relaxation*, Chicago University Press, 1938.

Kepès S. et Brenot Ph., *Relaxation et sexualité,* Paris, Odile Jacob, 1998.

Larroque M., *Volonté et involonté dans la pensée occidentale et orientale*, Paris, L'Harmattan, 1994.

Marvaud J. (sous la dir.), *Relaxation, actualité et innovation*, L'Esprit du temps, 1995, 2 vol..

Paty J., Brenot Ph., Tignol J. et Bourgeois M., Activités évoquées cérébrales et états de conscience modifiés (relaxation sophronique, méditation transcendantale), *Ann. Méd. Psychol.,* 1978, 1, 143-168.

Paty J., Les états de conscience, *Psychologie médicale,* 1985, 17, 10, 1561-1570.

Ranty Y., *Le training autogène progressif, une relaxation psychothérapique*, Paris, PUF, 1990.

Reverchon F. et Meyer M., *Psychanalyse et relaxation, autour de la chronique d'un groupe*, Paris, ESF, 1985.

Revue française de relaxation psychothérapique (RFRP), n°s 9 à 18, L'Esprit du temps, 1993 à 1997.

Sami-Ali, *Corps réel, corps imaginaire,* Paris, Dunod, 1977.

Sapir M. (et coll.), *La relaxation : son approche psychanalytique*, Paris, Dunod, 1975.

Sapir M., *La relaxation à inductions variables*, Grenoble, La Pensée sauvage, 1993.

Schilder P. *L'image du corps*, Paris, Gallimard, 1968.

Schultz J. H., *Das autogene Training* (1932) et *Le training autogène*, Paris, PUF, 1958.

TABLE DES MATIÈRES

Introduction 3

Chapitre I — **Les relaxations** 5

I. La ou les relaxation(s), 6 : 1. Définitions, 6 ; 2. Historique, 11 — II. Les états de conscience modifiés volontairement, 15 : 1. Neurophysiologie, 16 ; 2. Physiologie, 20 ; 3. Psychologie, 24 — III. L'image du corps, 29 : 1. Ontogenèse, 29 ; 2. Symptômes et métaphores corporelles, 31 ; 3. Le vécu du corps en relaxation, 34.

Chapitre II — **Techniques et méthodes** 38

I. Classification, 38 — II. Les méthodes, 41 : 1. Hypnose et relaxations hypnotiques, 41 ; 2. Le *training autogène* et les relaxations dites « couvrantes », 45 ; 3. Les relaxations psychothérapiques « découvrantes », 50 ; 4. Les autres méthodes, 52 — III. Le déroulement de la cure, 54 : 1. Le cadre psychothérapique, 54 ; 2. Le relaxateur, 63 ; 3. Les activations, 71 ; 4. Le relaxant, 76 ; 5. Le *setting multiple,* 90 ; 6. Évolution et fin de cure, 93 ; 7. La relaxation de groupe, 95.

Chapitre III — **Les stratégies thérapeutiques** 99

I. Les trois niveaux de relaxation, 99 : 1. Le niveau physiologique, 99 ; 2. Le niveau psychodynamique, 102 ; 3. Le niveau cognitif et comportemental, 104 — II. Les indications, 106 : 1. En médecine, 108 ; 2. En psychiatrie, 115 ; 3. En psychosomatique, 121 ; 4. En sexologie, 122 ; 5. Stress et relaxation, 123 ; 6. Contre-indications, 124 ; 7. Les stratégies thérapeutiques, 125.

Bibliographie 127

Imprimé en France
Imprimerie des Presses Universitaires de France
73, avenue Ronsard, 41100 Vendôme
Novembre 1998 — N° 45 645